Comment se protéger contre le bitchage et le harcèlement psychologique et sexuel

Infographie: Johanne Lemay

Données de catalogage disponibles auprès de
Bibliothèque et Archives nationales du Québec

DISTRIBUTEURS EXCLUSIFS:

Pour le Canada et les États-Unis:
MESSAGERIES ADP inc.*
Téléphone: 450-640-1237
Internet: www.messageries-adp.com
* filiale du Groupe Sogides inc.,
   filiale de Québecor Média inc.

Pour la France et les autres pays:
INTERFORUM editis
Téléphone: 33 (0) 1 49 59 11 56/91
Service commandes France Métropolitaine
Téléphone: 33 (0) 2 38 32 71 00
Internet: www.interforum.fr
Service commandes Export – DOM-TOM
Internet: www.interforum.fr
Courriel: cdes-export@interforum.fr

Pour la Suisse:
INTERFORUM editis SUISSE
Téléphone: 41 (0) 26 460 80 60
Internet: www.interforumsuisse.ch
Courriel: office@interforumsuisse.ch
Distributeur: OLF S.A.
Commandes:
Téléphone: 41 (0) 26 467 53 33
Internet: www.olf.ch
Courriel: information@olf.ch

Pour la Belgique et le Luxembourg:
INTERFORUM BENELUX S.A.
Téléphone: 32 (0) 10 42 03 20
Internet: www.interforum.be
Courriel: info@interforum.be

01-18

Imprimé au Canada

© 2018, Marthe Saint-Laurent

© 2018, Les Éditions Québec-Livres
division du Groupe Sogides inc.,
filiale de Québecor inc.
(Montréal, Québec)

Tous droits réservés

Dépôt légal: 2018
Bibliothèque et Archives nationales du Québec

ISBN 978-2-7640-2671-7

Gouvernement du Québec – Programme de crédit d'impôt pour l'édition de livres – Gestion SODEC – www.sodec.gouv.qc.ca

L'Éditeur bénéficie du soutien de la Société de développement des entreprises culturelles du Québec pour son programme d'édition.

 Conseil des Arts du Canada   Canada Council for the Arts

Nous remercions le Conseil des Arts du Canada de l'aide accordée à notre programme de publication.

Financé par le gouvernement du Canada
Funded by the Government of Canada | Canadä

Nous reconnaissons l'aide financière du gouvernement du Canada par l'entremise du Fonds du livre du Canada pour nos activités d'édition.

MARTHE SAINT-LAURENT

Comment se protéger contre le bitchage et le harcèlement psychologique et sexuel

LES ÉDITIONS
Québec-Livres
Une société de Québecor Média

Nous devrions nous traiter nous-mêmes
Comme nous traitons tout être humain
Avec respect, tolérance et compréhension.
La honte, l'humiliation, le mépris et le dénigrement
Ne font pas naître le meilleur d'un humain.
Ils l'anéantissent, le soumettent et le brisent,
Fragilisant tout un peuple, une nation.

Introduction

Est-il possible de se protéger contre le bitchage, contre le harcèlement psychologique et contre le harcèlement sexuel ? Question nécessaire dans un siècle où tout se confond. Nous en sommes à nous demander où est la limite du réel consentement... Nous sommes loin de la coupe aux lèvres. À l'ère où certaines femmes inconscientes — pour ne pas dire innocentes, car elles le sont, à certains égards — simulent des agressions sexuelles, faisant ainsi reculer la cause des autres femmes réellement agressées, comment ne pas nous inquiéter ?

Jusqu'à ce jour, j'ai privilégié le débat femmes-femmes, ne parlant que du bitchage. Puis, mes coachées m'ont aidée à ouvrir les yeux sur la nécessité de parler également du comportement des hommes. J'ai cru qu'en travaillant uniquement à l'amélioration des relations entre femmes, une partie du problème serait réglé, mais il n'en est rien. Finalement, le harcèlement sous toutes ses formes détruit, point à la ligne. Qu'il s'agisse d'agressions psychologiques, sexuelles, verbales ou autres, les conséquences sont les mêmes : destruction de l'estime personnelle et maladies physiques ou psychologiques pouvant aller jusqu'au suicide.

Cet ouvrage représente un nombre incommensurable d'heures consacrées non seulement aux lectures, aux recherches, aux entrevues médiatiques, à la rédaction d'ouvrages sur le même thème, de blogues et d'articles, mais aussi à l'écoute et aux échanges avec des femmes en souffrance, des femmes meurtries, des femmes assassinées dans leur âme. Nous devons comprendre l'urgence de nous soutenir, d'être solidaires entre nous, les femmes, afin de nous protéger contre les prédateurs malsains et les abuseurs de pouvoir.

Cela peut paraître aberrant, mais nous pouvons parler de protection et de prévention, c'est-à-dire de la capacité d'anticiper les conséquences devant une relation malsaine. C'est à ce moment précis que nous devons agir. Presque toutes les femmes ont confié, avec du recul, qu'elles avaient pressenti les problèmes qu'elles ont finalement vécus. L'intuition féminine ne trompe pas: apprenons à la suivre sans méfiance ni remises en question continuelles. Il nous faut cesser de toujours douter de notre ressenti en voulant constamment rationaliser ou intellectualiser alors que notre intuition ne cherche qu'à nous guider.

Étrangement, les causes du harcèlement et du bitchage se ressemblent. Nous établirons la différence selon que les attaques proviennent d'une femme ou d'un homme. Les techniques de dénigrement diffèrent un peu, mais les conséquences sur la victime sont les mêmes, au bout du compte. Nous ne pouvons passer sous silence leurs nombreux effets dévastateurs, parfois permanents. Malheureusement, bon nombre de femmes vont aller jusqu'à se détruire complètement avant d'agir. Nous ne devons pas oublier que lorsque notre santé mentale est atteinte, la vie n'a plus la même saveur et ce harcèlement, qui nous fragilise jusque dans notre âme, peut laisser des séquelles irrécupérables. Une bonne santé psychologique et physique vaut bien plus qu'un salaire ou une carrière.

Évidemment, il existe toujours des solutions dans la mesure où nous sommes encore capables d'intervenir, mais l'idéal se joue dans la prévention, dans l'arrêt du processus de harcèlement avant qu'il soit trop tard. En terminant, nous parlerons de la vie *après* les agressions. Quelles sont les blessures et les sensibilités laissées par l'expérience ? Comment reprendre une vie « normale » sans demeurer frustré, agressif ou complètement mortifié jusqu'à en perdre le goût de vivre ? Est-ce que le traumatisme est permanent ? Si oui, comment l'intégrer au cœur de notre vie ?

Le résultat de toutes nos expériences crée notre vécu et contribue à définir qui nous sommes. Mais est-ce vraiment nécessaire d'aller aussi loin dans ces expériences troublantes pour nous prouver que nous sommes forts ou que nous avons le droit d'exister ? Subir le harcèlement sexuel d'un collègue ou d'un supérieur, ou encore tolérer le bitchage d'un groupe d'individus au quotidien n'a rien de glorieux et n'aide pas notre cause ni celle des femmes de manière générale. Nous avons toujours le choix, malgré ce que nous croyons, de nous retirer d'une situation abusive et malsaine.

Bien que les histoires véridiques et illustrées dans cet ouvrage rejoignent davantage les travailleurs, nous ne devons jamais oublier que le harcèlement sexuel et psychologique, et même le bitchage, se vivent dans toutes les sphères de notre vie.

Ces agressions ne sont pas que le lot des professionnels. Des familles, des couples et des amis vivent entre eux des situations aussi destructrices. Dès que nous rentrons en relation, nous devenons une proie potentielle.

Peu importe dans quel secteur de notre vie nous vivons le harcèlement, n'oublions pas que si nous nous laissons détruire, en plus de n'avoir rien gagné, nous ne pourrons plus soutenir nos consœurs ou confrères, car nous serons anéantis. Nous retirer d'une situation qui nous mine, et sur laquelle nous n'avons pas de pouvoir, est sage et démontre une vraie force de caractère, contrairement à ce que nous pouvons croire. Ce ne sont pas les êtres faibles qui partent, ce sont les êtres qui se choisissent et qui se respectent. Très souvent, nous sommes plus efficaces et utiles à l'extérieur du problème qu'à l'intérieur.

CHAPITRE 1

Pourquoi est-il important de définir les types de harcèlement ?

D'une année à l'autre, trop de victimes de violences diverses tombent au combat. Les agressions physiques, y compris la violence sexuelle, sont les plus répandues et les plus révoltantes lorsqu'elles sortent au grand jour. En parallèle à cela, la violence verbale anéantit annuellement bon nombre de travailleurs ; le harcèlement sexuel ralentit et détruit de nombreuses carrières féminines ; les agressions écrites pleuvent dans le cyberespace.

Une question brûle toutes les lèvres : « Est-ce pire qu'auparavant ou est-ce uniquement parce que nous en parlons davantage ? » Cette interrogation a surgi lorsque les victimes d'inceste ont commencé à dénoncer. Le fait d'en parler ouvertement laissait croire à une augmentation du nombre de victimes. Il est difficile de nous prononcer sur cela, car il nous faut considérer que bien des cas ne sont jamais dévoilés, qu'il s'agisse d'inceste ou d'autres agressions. Ainsi, la fiabilité des statistiques devient aléatoire et il ne reste que la croyance et la conviction de chacun d'entre nous comme vérité.

Pourtant, que ces violences soient plus répandues ou non, depuis les dernières décennies, n'a que très peu d'importance. Cela ne change rien au fait qu'il nous faut développer une sensibilité accrue afin de ne plus tolérer ces comportements destructeurs. Puisque nous n'avons pas de pouvoir sur le comportement primitif rempli d'innocence (dans le sens péjoratif du terme : *absence de culpabilité*) des auteurs de ces actes dévastateurs, le seul que nous ayons est celui qu'il nous est possible d'exercer sur nous, sur notre manière de considérer ces violences que nous subissons, ainsi que sur notre réaction.

Il n'est pas toujours évident de mesurer l'ampleur de ces attaques subies dans le milieu du travail. Nous vivons dans une société particulièrement violente dans le domaine des communications verbales ou écrites, dans une société assez rude, aussi, sur le plan relationnel. En raison de la compétition de plus en plus féroce sur le marché du travail, les couteaux volent bas et les nombreux enjeux sont autant de lames bien affûtées posées sur notre gorge, attendant un faux pas de notre part. Puisque notre quotidien professionnel a changé, il nous faut souvent plusieurs mois avant de comprendre, mais davantage pour admettre que nous sommes victimes de harcèlements divers et d'intimidation. L'ambition et le besoin de gagner notre vie deviennent le nerf de la guerre.

Depuis l'arrivée des femmes sur le marché du travail, en politique, dans les domaines des finances, des sciences et bien d'autres, bon nombre d'hommes se sentent menacés, tandis que certains en profitent pour exercer du chantage sexuel.

Dans un cas comme dans l'autre, il semble que plusieurs tentent de faire payer aux femmes le fait qu'elles s'immiscent sur leur territoire.

Avant d'aller plus loin, il est indispensable de définir les différents types d'agressions les plus fréquentes.

Qu'est-ce que le bitchage exactement ?

En 2009, lorsque j'ai écrit un premier ouvrage sur le sujet, certains puristes et autres frustrés, des bitcheuses également, ont crié au manque de sérieux de mes propos, tandis que d'autres se sont empressés de soulever l'idée que les termes bitchage et bitcher n'existaient pas dans les dictionnaires. Depuis, le tir a été corrigé et voici ce que nous pouvons trouver :

Nom commun
bitchage\bit.ʃaʒ*masculin*

1. *(Canada)* Dénigrement, attaque verbale, fait de bitcher.
   Bref, le « bitchage », la manipulation et l'intimidation sont entrés dans nos salons de manière presque imperceptible. — (François Trudel, « Lettre – La peopolisation des goons », *Le Devoir. com*, 3 mars 2014[1].)

Verbe
bitcher\bi.tʃe\1er groupe (conjugaison)

1. *(Canada) (Familier)* Râler, se plaindre.
2. *(Familier)* Attaquer verbalement quelqu'un en portant atteinte à sa réputation.

---

[1]. https://fr.wiktionary.org/wiki/bitchage.

> *C'était pourtant une période marrante niveau histoires naturelles. Car en 1750, Buffon faisait son gros troll et profitait de l'écriture de son gros bouquin « Histoires naturelles » pour **bitcher** sur les Américains.* — (Marion Montaigne, *Tu mourras moins bête : Jeudi, fossilogie*, 2016[2].)

Une autre recherche nous mène à la définition suivante.

Bitchage
Nom masculin singulier
(Canada) Dénigrement, critique agressive[3].

Pour sa part, le magazine *L'actualité* a cru bon de faire le point sur une recherche fort intéressante effectuée à l'Université d'Ottawa sur le sujet, ne manquant pas de mentionner qu'il s'agit d'une agression indirecte[4].

Nous voilà rassurés sur le fait que ces termes existent vraiment. Donc, le bitchage peut se résumer en attaques verbales, en dénigrement et en agressions indirectes. En effet, au début de mes recherches sur le terrain, j'ai pu constater, en écoutant les témoignages de centaines de femmes rencontrées, qu'il s'agissait d'un phénomène pratiqué et subi par les femmes. Cette expérience se vivait surtout en l'absence de la principale intéressée. Cela corroborait mes propres expériences. La différence entre le bitchage et le harcèlement psychologique est que, dans le premier cas, il y a forcément un groupe qui nourrit ce phénomène.

---

2. https://fr.wiktionary.org/wiki/bitcher.
3. http://dictionnaire.cordial-enligne.fr/definition/bitchage.
4. http://lactualite.com/societe/2014/01/27/le-bitchage-une-science-inexacte/.

Le foyer du bitchage naît d'un individu mal intentionné, bien sûr, mais puisqu'il propage les ragots ou les médisances de manière indirecte, il lui faut absolument un public. Pouvoir parler dans le dos de quelqu'un exige qu'il y ait au moins deux personnes. Malheureusement, ça ne s'arrête que très rarement à cette étape. Pour peu que l'équipe de travail comporte plusieurs employés, la goutte de sang peut rapidement se transformer en hémorragie. C'est ainsi qu'un groupe se forme autour de l'initiatrice de ce futur désastre et que nous avons l'impression, à raison, que tout le monde nous en veut. Pourtant, il faut considérer, tout comme pour les gangs de rue, qu'il y a un chef de meute... tel qu'on le voit chez les animaux.

Puis, à force de parler du bitchage, nous avons découvert que les hommes aussi pouvaient s'adonner à cette activité malsaine. Ils savent également lancer des commérages en l'absence d'une future victime. Ils peuvent aussi être virulents et dangereux pour la carrière d'une ou d'un collègue. Donc, le bitchage est surtout du dénigrement nourri, sous la houlette d'un leader, par un groupe dans le dos d'un individu. Très souvent, ce manège dure plusieurs semaines, voire des mois, avant que le principal intéressé soit conscient que des charges réelles ou imaginaires pèsent contre lui. Mais il arrive également que ce commérage se transforme en remarques désobligeantes, communément appelées *les petites pointes*, devant la victime et en présence du groupe, ce qui ne manque pas d'épater et de faire rigoler la galerie.

Évidemment, nous comprenons que le bitchage est une forme de harcèlement psychologique, car les agressions se répètent jusqu'à ce que la santé psychologique et physique de la victime soit atteinte, ou jusqu'à son congédiement ou sa remise de démission.

Que dire sur le harcèlement psychologique ?

Nous ne devons pas confondre les blagues stupides d'un collègue sans humour, non répétitives, et les commentaires qui dénigrent et reviennent régulièrement. Nous parlons de harcèlement psychologique lorsqu'il y a :

- une conduite vexatoire ayant un caractère de répétition ou de gravité ;
- un caractère hostile ou non désiré ;
- une atteinte à la dignité ou à l'intégrité physique ou psychologique ;
- un milieu de travail néfaste[5].

Nous sommes conscients que nous pouvons faire dire bien des choses aux chiffres dans le milieu financier. Par ailleurs, personne ne va remettre en question le fait que $1 + 1 = 2$. Il y a des évidences en mathématiques. Malgré les définitions des mots et des expressions, le domaine du langage n'est pas toujours aussi simple à décortiquer, si bien que les analyses et les interprétations peuvent souvent devenir aléatoires. À titre d'exemple, que veut réellement dire « milieu de travail néfaste » ? Caractère hostile ou non désiré ? Nous sommes en pleine analyse personnelle et individuelle. Selon qui le vit, qui le fait vivre et qui en est responsable, l'interprétation pourra être complètement différente. C'est pourquoi les débats juridiques liés à toutes formes de harcèlement sont semblables à un coup de dé, selon la bonne foi et le bon sens des avocats et du juge.

Selon le niveau de sensibilité de chacun, la ligne peut être mince entre le harcèlement et la mésentente entre deux individus.

---

5. http://setue.net/jai-un-probleme/foire-aux-questions/mes-droits-obligations-et-recours/quest-ce-que-le-harcelement-psychologique/.

Les mots importants à retenir sont : vexatoire, répétitif, non désiré, atteinte à la dignité et à l'intégrité. Aussi, dans le mot « harcèlement », nous retrouvons le verbe « harceler ». Parmi quelques synonymes, le verbe « s'acharner » est proposé, un verbe plutôt pertinent pour créer une image claire du harcèlement. Sur cela, personne n'a rien à redire.

La plupart du temps, nous évoquons le harcèlement psychologique, mais est-ce la même chose que le harcèlement moral ? Voici la définition de Marie-France Hirigoyen, psychiatre française, qui fait autorité en la matière :

« Si quelqu'un, ou un groupe d'individus, a envers vous une conduite abusive qui se manifeste par des comportements, des paroles, des actes, des gestes ou des écrits qui portent atteinte à votre dignité, à votre intégrité physique ou psychologique, qui dégradent votre climat de travail et qui peuvent mettre en péril votre emploi, vous êtes victime de harcèlement moral[6]. »

Étrangement, madame Hirigoyen ne mentionne pas l'élément de répétition, alors que le mot « harcèlement » réfère sans ambiguïté à l'acharnement, à la fréquence. Mais les notions d'intégrité et de dignité reviennent, ainsi que la qualité du climat de travail. Nous retrouvons une parenté avec notre notion de base : le harcèlement psychologique. Comme il a été mentionné précédemment, l'interprétation des mots est malheureusement trop aléatoire. Certains articles et bon nombre d'études proposent également l'idée que l'indifférence ou l'isolement créé au travail est un élément déterminant qui s'ajoute au harcèlement.

---

6. http://www.prevention-violence.com/fr/int-111.asp.

De son côté, le psychologue suédo-norvégien Dan Olweus, dont les travaux sont consacrés au domaine du harcèlement scolaire, affirme que pour parler d'intimidation, il faut que ces trois facteurs soient réunis :

1. Comportement agressif répétitif (fréquence) ;
2. Intention négative (cherche à nuire) ;
3. Déséquilibre entre les forces (pouvoir, domination)[7].

Il nous faut constater que le dernier élément présenté pour l'intimidation — déséquilibre entre les forces (pouvoir, domination) — n'a pas été mentionné dans les différentes définitions du harcèlement psychologique. Force est d'admettre que cette notion se retrouve aussi dans le milieu du travail. Il existe toujours un jeu de pouvoir et, habituellement, la victime se trouve dans une position d'infériorité, soit dans sa vie privée, soit dans la hiérarchie entrepreneuriale. Ce dernier élément vient clore la définition du harcèlement psychologique.

Selon la Commission des droits de la personne et des droits de la jeunesse (CDPDJ) : « Il y a harcèlement lorsque la conduite d'un individu porte atteinte à la dignité ou à la santé psychologique ou physique d'un ou plusieurs autres individus. Cette conduite peut se manifester par des paroles ou des comportements offensants, méprisants, hostiles ou non désirés à l'égard d'une ou de plusieurs personnes. Un seul acte grave, s'il entraîne un effet nocif continu sur la personne qui le subit, peut aussi constituer du harcèlement[8]. »

---

7. http://www.accroc.qc.ca/wordpress/intimidation/.
8. http://www.cdpdj.qc.ca/fr/droits-de-la-personne/pratiques/Pages/harcelement.aspx.

Où commence le harcèlement sexuel ?

De multiples sondages et bon nombre d'analyses sur le sujet expriment l'idée qu'il s'agit d'un acte de violence et de discrimination, entre autres. En 2012, la France précise la définition du harcèlement sexuel par une loi. Dans une enquête[9], on apprend qu'une femme sur cinq en est victime et que trois victimes sur dix n'en parlent à personne.

La définition juridique en France est « "le fait d'imposer à une personne, de façon répétée, des propos ou comportements à connotation sexuelle" qui "portent atteinte à sa dignité en raison de leur caractère dégradant ou humiliant" ou créent "une situation intimidante, hostile ou offensante". "Toute forme de pression grave, même non répétée, dans le but réel ou apparent d'obtenir un acte sexuel, au profit de l'auteur des faits ou d'un tiers", est encore considérée comme du harcèlement sexuel[10]. »

En 2014, un sondage[11] effectué au Canada est alarmant, car quatre-vingts pour cent des répondants, victimes de harcèlement sexuel au travail, ne l'ont jamais déclaré. Contrairement au harcèlement psychologique ou au bitchage, le harcèlement sexuel est facilement et rapidement détectable, mais les représailles comportent des enjeux beaucoup plus sérieux dans le cas où les actes sont dénoncés.

---

9. http://www.journaldemontreal.com/2015/10/05/harcelement-sexuel-en-milieu-de-travail-loin-detre-une-plaisanterie.
10. http://www.lefigaro.fr/social/2017/10/16/20011-20171016ARTFIG00239-harcelement-sexuel-au-travail-comment-reagir.php?utm_source=CRM&utm_medium=email&utm_campaign=[20171017_NL_ACTUALITES]&een=8a0c2d3 1163c132b809cf695fd5d3eae&seen=6&m_i=fM1fKHFjsVNOycS0WPt4W3EDK5 BMfWX9XhnFTemJeGXqBCJhR0Cx9fLsYTy_fz10TyLRZyfGp7VJBTCZl3BBaBU zhU%2B2qKOXH9.
11. *Idem.*

Selon le directeur général des affaires juridiques à la Commission des normes du travail (CNT), au Québec, les manifestations suivantes peuvent être considérées comme du harcèlement:

- Frôlements;
- Œillades;
- Commentaires;
- Propositions;
- Farces (blagues);
- Sifflements;
- Questions intimes[12].

Évidemment, l'idée de la répétition est toujours présente, mais, surtout, le non-consentement. En plus du harcèlement, il existe un élément non négligeable qui n'est rien de moins que du chantage sexuel. Ainsi, trop de femmes se voient contraintes de consentir des faveurs sexuelles en échange d'une promotion, d'un rôle à l'écran ou sur scène, d'une popularité ou encore de l'assurance de conserver leur emploi.

Le harcèlement sexuel va des attouchements aux regards insistants sur le corps de la femme. Nous ne serons pas étonnés d'apprendre que ce sont majoritairement les femmes qui sont victimes de chantage sexuel et de harcèlement. Tout comme pour le harcèlement psychologique, la ligne est mince entre ce qui est normal et ce qui ne l'est pas. Ainsi, les questions d'ordre intime ou à caractère sexuel ne doivent pas être tolérées.

---

12. http://www.journaldemontreal.com/2015/10/05/harcelement-sexuel-en-milieu-de-travail-loin-detre-une-plaisanterie.

En octobre 2017, la saga entourant le producteur de cinéma américain Harvey Weinstein est l'exemple le plus juste, et certainement parmi les plus troublants, du chantage par le harcèlement sexuel qui a mené jusqu'au viol de certaines victimes. Dans ce cas précis, le harcèlement avait lieu dans des chambres d'hôtel où les jeunes actrices étaient attirées sous prétexte d'étudier des scénarios ; une pratique tolérée dans le *show-business*.

Pour sa part, Weinstein ne manquait pas de recevoir ses convives, nu dans son bain ou en peignoir, demandant un massage, des caresses ou toute autre faveur à connotation sexuelle en échange d'un rôle ou même d'une notoriété professionnelle. Ce prédateur utilisait son statut pour harceler les jeunes femmes. Abus de pouvoir, manipulation, domination, chantage, obsessions sexuelles, toute la bassesse humaine a été utilisée pour lui permettre d'arriver à ses fins, en plus d'effrayer les actrices.

Si nous parvenons à imaginer le bitchage et le harcèlement psychologique dans tous les milieux de travail, nous croyons à tort que le harcèlement sexuel ne se vit que dans des secteurs professionnels précis et, de manière générale, surtout liés aux arts et à la culture. Il est possible que certains domaines soient plus à risque. Toutefois, soyons assurés qu'il ne suffit que d'un mâle frustré, dans une position professionnelle de pouvoir, jouissant d'une aisance financière, souffrant de déviances sexuelles pour que le harcèlement devienne l'enfer quotidien d'une ou de plusieurs femmes ou… hommes.

Ces pratiques existent également dans la communauté LGBT. Nous l'avons vu au Québec, en octobre 2017, avec un animateur de télé dont les propos et les gestes étaient inadéquats, sans compter qu'il s'adonnait à de l'exhibitionnisme, sous le prétexte de l'humour, afin de semer le malaise chez les différents intervenants de son *show*. Malheureusement, le silence a régné très longtemps, bien trop longtemps, avant qu'une victime s'autorise à le dénoncer.

Que dire sur la cyberintimidation ?

À l'ère où les avancées technologiques fascinent autant qu'elles inquiètent, nous ne pouvons passer sous silence les enjeux réels de la cyberintimidation. Il est important de parler de cette forme de harcèlement, car elle devient très souvent le fil conducteur entre les agressions physiques et verbales en laissant une marque indélébile : l'écrit. Il est rare que la cyberintimidation existe sans le harcèlement verbal ou sexuel. Les agresseurs utilisent très souvent ce moyen pour poursuivre leur proie en permanence.

En fait, la cyberintimidation est une forme très précise de harcèlement. Puisque nous avons élaboré tous les éléments qui la caractérisent, nous présenterons simplement ce qui distingue la cyberintimidation des autres agressions :

- Le sentiment d'anonymat : derrière un écran avec un nom fictif parfois ;
- Un public infini : des milliers de lecteurs deviennent des témoins et des acteurs ;
- Plus d'insultes à caractère sexuel, racial et homophobe : caché derrière un écran, il est plus facile d'être condescendant et d'atteindre la victime sur des sujets intimes ;
- La permanence et la constance des messages : les agressions peuvent circuler jour et nuit, sans relâche ;

- L'absence de compassion : sans contact humain, le harceleur ne perçoit pas les émotions de sa victime.

Nous avons compris que le harcèlement psychologique se manifeste également dans le cyberespace, que ce soit au travail ou à l'école pour les jeunes. Cette réalité, bien que très alarmante, possède un avantage : les preuves écrites. Il s'agit bien du seul élément intéressant dans ce fléau qui n'est pas simple à gérer.

Histoire commune... pour illustrer

Claudia travaillait dans une agence de publicité. Elle occupait les fonctions de directrice de production et gérait des comptes clients. Parmi les clients de la société, cinq d'entre eux étaient considérés comme les « vaches à lait » de l'entreprise, synonyme de : « Ils ont plus de droits et il faut les garder à tout prix ! » Un de ces précieux clients, un directeur marketing, ne se cachait pas de son faible pour les femmes.

Claudia était belle, élégante et affable avec tous ses clients, car cela faisait partie de sa personnalité. Le domaine des communications lui allait à ravir. D'humeur égale, elle savait parler à tous avec respect et délicatesse. Évidemment, elle faisait partie des femmes que le directeur marketing trouvait particulièrement jolies et désirables.

Deux fois par mois, un rendez-vous téléphonique était prévu afin de déterminer les besoins publicitaires et, parfois, de mettre sur pied une nouvelle campagne promotionnelle. Après seulement quelques mois de collaboration et deux réunions dans les bureaux de l'agence avec le propriétaire, lors d'un rendez-vous téléphonique, le directeur marketing demanda à Claudia de quelle manière elle était vêtue un matin d'été écrasant de chaleur. Un peu surprise, elle répondit de manière spontanée. C'est là qu'il commença à lui dire qu'il la trouvait belle et sexy, puis il se livra à des confidences sexuelles sur sa relation avec sa femme, tout en lui révélant qu'il avait une maîtresse. Il ne manquait pas de lui raconter en détail ses ébats amoureux et ses grands questionnements sur l'amour véritable.

Au passage, il questionnait Claudia sur sa vie privée, sexuelle et laissait sous-entendre qu'il pourrait lui apporter beaucoup de plaisir, tout en respectant le lien professionnel, bien entendu. Évidemment, il étalait ses diverses conquêtes, parlait de ses voitures et de ses biens matériels... le coq dans une basse-cour. Il ne manquait pas, au passage, de souligner qu'il représentait une bonne affaire pour les femmes. Claudia demeurait respectueuse, ne sachant que dire ni que faire. Elle achetait du temps en détournant la conversation vers des sujets plus légers. Chaque rendez-vous téléphonique la stressait au plus haut point.

La délicate situation laissait la jeune femme bouche bée et désemparée. Le silence devenait sa réplique et son malaise. Plus le client sentait Claudia inquiète, plus il se livrait et plus il contrôlait la relation, se régalant de l'embarras qu'il causait et de la manipulation qu'il pratiquait.

Mal à l'aise et gênée, Claudia garda pour elle ces rendez-vous téléphoniques entremêlés de vie privée et de travail pendant plusieurs mois jusqu'au jour où il l'invita à souper au restaurant. La jeune femme sentait bien que le client pouvait devenir dangereux, car son employeur n'allait assurément pas perdre cette société pour une employée. Courageusement, elle se décida à parler à son gestionnaire-propriétaire qui l'écouta attentivement en lui précisant que cela ne le surprenait pas du tout. Il avait également remarqué que le directeur marketing avait les mains longues. Il soutint Claudia en l'aidant dans sa démarche pour s'éloigner avec douceur de ce prédateur; et il lui recommanda d'aller simplement dîner au restaurant, tout près du bureau, et qu'il s'occuperait du reste.

Le lunch se déroula bien. Ayant partagé avec son patron la situation problématique, elle se sentait plus forte et plus confiante. Elle esquiva les questions gênantes et laissa le directeur marketing parler de ses exploits sexuels — de lui, lui, lui —, comme bien des manipulateurs adorent le faire.

Après ce repas mémorable, quelques semaines s'écoulèrent, puis Claudia remarqua un changement dans le comportement du mâle en manque de femelle. Ravie et enchantée, elle demanda à rencontrer son patron pour lui annoncer la bonne nouvelle. Il la regarda en souriant: « Je suis heureux qu'il ne vous harcèle plus ! »

Claudia a vite compris que son gestionnaire avait expliqué à son client, sans le brusquer pour ne pas le perdre, que ses interventions étaient déplacées. Elle ne connaîtra jamais la teneur de la conversation, mais le client resta fidèle à l'agence et Claudia retrouva un lien professionnel, et uniquement professionnel, avec le directeur marketing.

CHAPITRE 2

Est-ce possible de détecter les agressions ?

Avant l'éclatement de nombreuses crises, il existe des signes avant-coureurs. Pour peu que nous soyons à l'écoute de notre entourage, il est possible d'observer et d'analyser quelques anomalies pouvant dégénérer avec le temps. Par exemple, nous pouvons percevoir des changements dans le comportement d'un ou d'une collègue à notre égard. Ainsi, nous assistons parfois à l'éclosion d'une amitié nouvelle entre deux collègues, laquelle est susceptible d'avoir une incidence sur nos fonctions, par exemple.

L'idée n'est pas de nourrir de la paranoïa en voyant le mal partout et dans tout, mais entre cela et fermer les yeux, il est bon de trouver le juste milieu. Évidemment, à la vitesse où les semaines passent, il n'est pas simple de prendre le temps d'observer régulièrement ce qui se joue autour de nous. Sur ce point, nous sommes d'accord. Pourtant, est-ce possible de considérer comme un investissement de temps judicieux le simple fait de rester sensibles à l'atmosphère, aux énergies environnantes et aux enjeux politiques internes et externes que notre emploi exige ?

Nous avons tendance à croire que le harcèlement, quel qu'il soit, se vit davantage au sein des entreprises, ce qui n'est pas faux. Il est vrai que ce bassin est propice aux multiples agressions. Toutefois, bon nombre de travailleurs autonomes vivent ces abus de la part de clients que nous pourrions qualifier de profiteurs et de « vicieux ». Le harcèlement, surtout psychologique, est dangereux, car son visage n'est jamais très clair. Il est tellement insidieux, tellement pernicieux qu'il faut parfois plusieurs années avant d'en comprendre la présence dans notre vie et d'accepter son impact sur nous.

Comment reconnaître une relation malsaine ?

Les relations interpersonnelles sont au cœur de notre vie. À moins de vivre isolés dans une forêt ou en plein désert, nous n'avons pas d'autre choix que de côtoyer des gens. Malheureusement, nous avons la fâcheuse habitude de nous laisser choisir. La raison est fort simple : de manière générale, nous avons un besoin démesuré d'être aimés et acceptés par tous. Nous sommes nombreux à compter parmi les grands dépendants affectifs de ce monde, si bien que, sans en être conscients, nous acceptons des gens dans notre vie qui ne devraient pas la partager. Existe-t-il de mauvaises personnes ? De cela, nous pouvons débattre longuement. Il semble qu'une « mauvaise personne », ça n'existe pas, mais des gens blessés dès leur enfance peuvent développer des comportements dangereux, des mécanismes de défense nuisibles, comme une sorte d'instinct de survie. Plusieurs ne partageront pas cette idée, mais quoi qu'il en soit, la proposition tient la route. Nous sommes libres de croire ce que nous voulons, mais l'ouverture d'esprit a toujours sa place. Et, quand nous y pensons, les grands questionnements et le repositionnement n'ont jamais tué personne.

Dans la mesure où nous nous laissons choisir, nous sommes contraints d'admettre que nous devenons plus vulnérables que si nous avions choisi. Par exemple, nos collègues nous sont imposés. Ce n'est pas, dans ce cas, un manque de volonté, mais bien parce qu'il en est ainsi. Par ailleurs, puisqu'ils œuvrent dans le même domaine que nous, il va sans dire que les intérêts sont semblables, et c'est de cette façon que les amitiés se développent sur les lieux de travail. En outre, le fait que nous passions plus de temps au travail qu'à la maison crée avec les collègues une forme d'intimité de manière toute naturelle. Néanmoins, il nous faut demeurer vigilants, car quand la tangente que prend la relation professionnelle ne nous conviendra plus, nous resterons les décideurs au final.

En amitié, nous avons le choix complet et total de notre entourage. En ce qui concerne la famille, eh bien, ce n'est jamais simple. Certains prétendent que nous décidons des membres de notre famille (pour ceux qui croient à la réincarnation, et j'en suis), pendant que d'autres estiment qu'ils n'ont qu'une seule vie, celle qu'ils sont en train de vivre, et cela est valable également. Peu importe nos croyances, nous avons des parents, des frères et des sœurs avec qui nous sommes appelés à développer des liens familiaux et fraternels. Que nous les ayons choisis ou pas, cela ne change rien au fait qu'ils constituent notre fratrie. Il est important de souligner que les relations peuvent être malsaines, qu'il s'agisse d'amis ou de parents.

Par « malsaine », nous entendons une relation qui nous nuit et qui fait ombrage à notre évolution, à notre développement. C'est une relation qui ne nourrit pas, et qui, de plus, nous vide de toutes nos énergies. Il existe de ces unions où nous avons été choisis et qui nous dévastent lentement, mais sûrement. Ces rapports toxiques mènent la plupart du temps à des malaises en nous-mêmes et entre nous puisque quelque chose d'important accroche, car rien ne coule de source, tout est compliqué. Les atomes crochus ne sont pas au rendez-vous et la chimie entre deux êtres ne s'invente pas : elle est présente ou elle ne l'est pas. Les relations toxiques nous donnent souvent l'impression que nous marchons sur des œufs afin de plaire pour éviter les conflits, car elles comportent nombre de désaccords et de frustrations, en plus d'éléments discordants.

Puis, à force de plier l'échine pour rentrer dans le moule qu'on nous impose, nous en arrivons à nous perdre. C'est ainsi que jaillissent la dévalorisation et le début de la perte de l'estime personnelle. Nous soulevons alors de grands questionnements inutiles afin de comprendre les raisons de la discorde et des malaises, car nous désirons ardemment que la relation soit harmonieuse. Il y a tant de conflits qui jouent sur notre humeur et qui nous vident de notre énergie vitale que nous choisissons de mettre de l'eau dans notre vin et que nous étouffons en nous les diverses frustrations.

À l'origine du harcèlement psychologique et sexuel, ainsi que du bitchage, existe une relation malsaine, dès le départ. Par contre, toute relation toxique ne comporte pas obligatoirement le germe du harcèlement. Trop souvent, nous constatons la présence du harcèlement dans notre vie bien avant d'avoir compris que la relation était malsaine. Ce constat doit nous encourager à prendre le temps nécessaire pour considérer plus sérieusement la qualité de nos relations interpersonnelles. Les réponses à ces questions doivent nous interpeller sérieusement : « Qui avons-nous choisi dans notre entourage et pour quelles raisons ? Ceux qui nous ont choisis nous conviennent-ils vraiment ? Est-ce que la relation est saine et nourrissante ? »

Dans notre milieu de travail, nous savons que nous devons vivre avec l'équipe et le patron, mais la question se pose également : « Quel genre de relation entretenons-nous avec chaque individu ? » Est-ce davantage un ami, un collègue, un patron, un confident, un flirt ? Être conscients aide grandement à nous positionner et à analyser l'enjeu qui se dessine grâce aux vrais liens qui nous unissent, même s'il s'agit du travail. Il arrive très souvent qu'un collègue représente beaucoup pour nous. Parmi les situations délicates qui nous rendent vulnérables, les lunchs privés répétitifs avec un gestionnaire, un collègue ou une collègue permettent de développer, souvent à notre insu, une intimité créée par le biais de confidences professionnelles et privées. Une fois que la roue tourne, il est plus complexe de l'arrêter.

Parmi les relations toxiques, il y a celles que nous avons créées, sans en être forcément conscients, en laissant entrer dans notre intimité, dans notre bulle, des gens qui ne nous conviennent pas, puis il y a celles que nous subissons sans notre consentement. Par exemple, il y a cette jeune femme qui débute dans une société où le patron a tôt fait de la prendre sous son aile protectrice. Évidemment, rien de mieux que d'être un peu materné en début de carrière. Peut-être s'agit-il d'un mentor, après tout ? Mais que se passe-t-il lorsque le patron demande un retour sur investissement de temps, de gentillesse et de petits repas du midi ? Voilà ce qu'on appelle créer, sans en être conscients, une relation malsaine.

Maintenant, il existe aussi la situation opposée où quelqu'un nous prend en grippe dès le départ et qu'il nous fait la vie dure. Il n'est pas rare que l'atmosphère de travail soit déjà malsaine au sein d'une entreprise lorsque nous acceptons un nouvel emploi, et nous n'avons aucun pouvoir sur cela. Donc, si le coq de la basse-cour harcèle toutes les nouvelles recrues et que le gestionnaire ferme les yeux sans intervenir, nous serons très certainement dans la mire de l'agresseur tôt ou tard. Cette relation sera forcément toxique, mais nous n'aurons en aucune façon contribué à la création de cette situation. Voilà ce que nous entendons par situation toxique créée par inadvertance et que nous subissons sans notre consentement.

Un des éléments, que nous pourrions qualifier de récurrent dans une relation malsaine, est sans aucun doute la manipulation. Nous ne sommes pas étonnés d'apprendre qu'elle nourrit grassement toutes les formes de harcèlement et de bitchage.

Est-ce vrai que tout passe par la manipulation ?

Elle a le dos large, celle-là ! Qui n'a pas crié à la manipulation un jour ou l'autre ? Peu de mains se lèvent, en effet. C'est normal, car chaque fois que nous nous sentons floués ou abusés, que nous vivons de la frustration, que ça ne roule pas à notre goût, nous dénonçons la grande responsable : la manipulation. Il est vrai que nous devons y mettre un bémol, car, que nous le voulions ou pas, nous manipulons tous à des degrés différents et pour diverses raisons. Déjà, nous ne nous privons pas beaucoup d'utiliser le chantage et la manipulation dans l'éducation que nous prodiguons à nos enfants, de manière inconsciente ou non. Rien à redire à cela. Plusieurs parlent de manipulation positive ou de pieux mensonges lorsque nous maquillons la réalité pour mieux faire avaler la pilule à notre enfant, par exemple. Pensons aux nombreuses situations où, nous aussi, nous avons manipulé pour arriver à nos fins, sans que cela dévaste notre entourage, bien sûr.

Ce qui nous intéresse ici est la manipulation grossière, celle qui pourrit la vie des autres, qui détruit des carrières, qui blesse des humains jusque dans leur âme. Malheureusement, les êtres toxiques qui en font usage, souvent narcissiques et pervers, n'ont pas tué physiquement, mais ils l'ont fait psychologiquement, sexuellement, professionnellement à plusieurs reprises, et très peu reçoivent une sanction. Nous en revenons toujours à ce constat : ce qui ne se voit pas avec les yeux devient difficilement prouvable.

Avant d'aller plus loin dans l'analyse du harcèlement, il est impératif de penser à ce que représente la manipulation dans notre vie. Ainsi, nous comprendrons les dangers de ne pas arrêter ce processus qui nous détruit lentement, mais surtout de quelle manière nous contribuons à notre perte en gardant le silence pour acheter la paix... croyant que la situation changera par elle-même.

« En psychologie, une **manipulation mentale** est une méthode qui mène au contrôle des actions d'une personne sans son accord, via un rapport de pouvoir ou d'influence. Les méthodes utilisées faussent ou orientent la perception de la réalité d'un interlocuteur en usant d'un rapport de séduction, de suggestion, de persuasion, de soumission non volontaire ou consentie[13]. »

Au-delà de la pertinence de l'explication quant à la pratique de la manipulation, il est intéressant de comprendre que cela passe par la séduction, les suggestions et la persuasion. Cela souligne l'idée même qu'il s'agit d'un processus dangereux, pernicieux et insidieux, d'où la nécessité de demeurer conscients le plus possible des rapports que nous entretenons avec les autres. Dans le domaine de la manipulation, hommes et femmes sont capables du pire. Bien des femmes ont été anéanties par des maris manipulateurs, dangereux, ainsi que des hommes par des femmes extrêmement manipulatrices et contrôlantes.

Il est important de souligner un élément non négligeable qui est la non-volonté ou le consentement. Nous traiterons du consentement plus en détail, mais pour l'instant, nous devons retenir ceci : il arrive parfois que nous soyons manipulés et que nous en soyons conscients. Il est facile de voir venir une collègue avec ses gentillesses et ses douces intentions avant de nous demander un service. Lorsque nous comprenons son mode de fonctionnement et que nous l'acceptons en pleine conscience, le danger est inexistant. Nous savons et nous acceptons, ainsi cela ne nous cause aucun préjudice.

Du coup, ce qui devient nocif, c'est lorsque les enjeux sont réels, que les conséquences risquent d'altérer notre personnalité en nous faisant perdre confiance en nous ou que notre statut professionnel peut devenir précaire à cause du bitchage, et

---

13. https://fr.wikipedia.org/wiki/Manipulation_mentale.

qu'à travers cela nous vivons de la cyberintimidation. Reconnaître la manipulation n'est pas aussi simple que nous le croyons, car il s'agit « d'une méthode qui mène au contrôle des actions d'une personne sans son accord, via un rapport de pouvoir ou d'influence », selon la définition rapportée par Wikipédia. La reconnaître est une chose, la décrire et la prouver en est une autre.

Nous ne devons pas perdre de vue que les manipulateurs utilisent tous les moyens pour altérer notre sens commun des choses afin que nous considérions les événements selon leur manière de voir. Ils ont la capacité d'aller fouiller dans notre cerveau, de jouer avec nos émotions pour arriver à nous faire dire ce qu'ils désirent entendre. L'idée de base est de jouer sur les sentiments de culpabilité et de doute. Plusieurs auteurs ont écrit sur le sujet, dont Isabelle Nazare-Aga avec *Les manipulateurs sont parmi nous*. Devant ce succès sans précédent, l'auteure a récidivé avec un livre tout aussi puissant : *Les manipulateurs et l'amour*. Ces deux ouvrages sont des plus complets et expliquent dans les moindres détails de quelle façon la manipulation s'exerce sur nous.

A priori très doux, gentil, avenant et particulièrement affable, le manipulateur sait à la perfection nous enjôler, nous charmer jusqu'à nous séduire afin que nous tombions dans ses filets. Pour lui, il s'agit d'un jeu d'enfant puisqu'il perçoit ce défi comme une nouvelle activité amusante dans sa vie. C'est pourquoi il choisit souvent une femme possédant un caractère solide afin de mieux la briser et l'anéantir. Pour ce faire, il y parvient en plusieurs étapes. Cette confiance qu'il installe ne se fait pas en un jour.

Voici les principales étapes que le manipulateur narcissique utilise pour arriver à ses fins.

1) **Il nous amène aux confidences.**
Dès le départ, le manipulateur se rapprochera de nous en douceur et cherchera notre compagnie le plus souvent possible. Il commencera à se confier en nous disant qu'il n'a jamais dit cela à personne auparavant. Nous sommes « la première, la seule et l'unique ». Cela nous poussera à nous livrer à notre tour. Nous ouvrirons notre jardin secret sans méfiance ni discernement. Tel un grand livre ouvert, nous nous raconterons dans les moindres détails. Il nous fera sentir spéciale, importante, irremplaçable. Pourtant, plus la relation se développera, moins il se livrera.

Impact : Les confidences permettent le rapprochement et l'intimité. Un lien particulier se tisse, et le manipulateur devient important pour nous en plus de réussir à s'immiscer dans notre vie. Déjà, nous devenons vulnérables devant un être que nous connaissons finalement très peu.

2) **Il se trouve des points en commun avec nos goûts.**
Une fois qu'il connaît tout de nous, dans tous les recoins, il est facile pour lui de se trouver des atomes crochus. Nous serons ébahis à l'idée qu'il pratique les mêmes sports que nous, qu'il apprécie les mêmes plats, qu'il rêve des mêmes voyages, etc. Nous verrons là une chance incroyable qu'un être aussi fantastique, un être fait sur mesure pour nous existe. Enfin quelqu'un qui peut nous comprendre, qui sait écouter, qui est présent et qui nous correspond parfaitement. Son empathie paraît réelle. Nous sommes entendues,

écoutées, appréciées et nous sommes bénies de pouvoir travailler avec un être aussi parfait qui nous appuie et qui nous aide dans nos fonctions.

Impact : Nous croyons enfin avoir trouvé le partenaire parfait, l'âme jumelle, une épaule sur laquelle nous reposer. Quelqu'un nous ressemble et avec cet attachement qui se crée encore plus fort, nous nous enfonçons dans notre perte d'autonomie en créant notre dépendance.

3) **Il nous sort de notre zone de confort en nous faisant vivre des expériences nouvelles et vibrantes.**
Pour ajouter à la magie et afin de nous prouver que nous sommes vraiment la première, l'unique, la remarquable, il nous initie à des expériences nouvelles. S'il devient notre amant, il nous fera l'amour avec passion comme jamais auparavant. Rien ne sera trop beau afin que nous soyons épatées et ensorcelées au point de ne plus y voir clair. Nous découvrirons de nouveaux plats, sports, destinations, livres, musiques. Il est possible également qu'il nous fasse miroiter l'achat d'une maison dans un pays dont nous rêvons.

Impact : Nous confondons le bonheur vécu à travers ces découvertes avec la personne qui nous les fait découvrir. L'éblouissement des nouvelles expériences n'a que le visage de notre capacité à être heureuses, rien de plus. En nous sortant de notre zone de confort, nous devenons (inconsciemment) redevables au manipulateur... qui ne manquera pas de nous le rappeler le jour venu.

4) **Il se rend indispensable.**
L'étape suivante est d'être aussi présent que possible afin de devenir indispensable. Il sera là pour nous en tout

temps, en toutes occasions. Il sera difficile de bouger sans qu'il soit autour de nous à vouloir nous appuyer, nous aider, nous aimer, nous surprendre, alléger nos tâches, nos soucis. Il cherchera à nous sauver en nous facilitant la vie de manière générale. Il veut notre bien... et il finira par l'avoir.

Impact : Nous devenons complètement dépendantes de lui. Son but réel est de nous empêcher de penser. En n'ayant plus de temps à nous, nous ne pouvons pas réfléchir. Il nous est impossible de nous déposer. Ainsi, nous ne réalisons pas que cette relation qui se développe ne ressemble pas à la réalité, et qu'au fond nous sommes en train de construire notre cage.

5) **Il parle contre les autres.**
Le manipulateur est le champion de la critique. Personne n'est assez bien pour lui. Tout le monde est sa bête noire : manque d'intelligence, de jugement, de beauté, et quoi encore ? Les remarques cinglantes abondent, ce qui n'est pas sans nous amuser, car tout le monde est imparfait à l'exception de lui... et de nous, bien évidemment. En fait, tous ceux qui font partie de sa basse-cour sont bien, mais les autres sont à bannir. Et nous ? Nous sommes devenues extraordinaires à son contact.

Impact : Voici l'indice intéressant à savoir : le jour où nous ne serons plus subjuguées par ses fantaisies, où nous commencerons à questionner, nous deviendrons également imparfaites. Les critiques se tourneront contre nous. Ainsi, en jugeant sévèrement tout un chacun, lentement, il nous éloigne des autres que nous commençons à trouver imparfaits. La réalité est la suivante : il fait le ménage autour de nous pour mieux nous isoler.

6) Il nous fait sentir coupables.

Le prince charmant, celui que nous adulons, commence tranquillement à nous faire comprendre que notre façon de travailler, de manger, de parler, de rire ou de cuisiner présente des anomalies. Voilà le début des petites critiques afin que nous devenions parfaites, tout comme lui. Nous serons appelées à penser comme lui et à voir la vie de la même manière. Petit à petit, nous commencerons à sentir la culpabilité de ne pas faire, de ne pas dire, de ne pas… comme lui. Nous devenons encore plus fragiles et faibles.

Impact : Nous avons perdu nos repères et nous commençons à nous isoler, croyant que nous n'en valons pas la peine. Nous vivons dans la culpabilité constante en sa présence ou en son absence. Ce sentiment est le pire pour passer à côté de tout ce qui peut être beau et bon pour nous. Inconsciemment, nous nous punissons, car nous ne nous sentons pas à la hauteur.

7) Il nous dévalorise.

Plus les critiques augmentent, moins nous avons confiance en nous. S'installe alors, de manière toute naturelle, la dévalorisation. Le manipulateur ne manque pas de nous rappeler que nous ne sommes pas parfaites, que nous avons des problèmes de concentration, que le travail n'est pas aussi bien effectué qu'auparavant, que nous commençons à faire des crises et que nous avons le don de briser un voyage, de faire échouer un contrat, etc. Notre incompétence dans tous les domaines devient flagrante.

Impact : À force de vivre dans la culpabilité, nous en venons à ne plus avoir d'estime personnelle. Toutes ses remarques désobligeantes, ses critiques virulentes à notre égard nous anéantissent, si bien que nous commençons à commettre des erreurs graves, car nous n'arrivons plus à nous concentrer; nous ne pensons qu'à ne pas commettre d'erreurs. Il a réussi à entrer dans notre tête pour prendre possession de nos pensées.

8) **Il nous isole.**
Une fois que nous avons constaté que tout le monde est imparfait, que nous avons fait le ménage autour de nous et que nous réalisons notre prétendue imperfection, que nous reste-t-il d'autre que de nous accrocher à notre sauveur? C'est lui qui nous a tout appris de la vie, c'est lui pour qui nous avons été indispensables et extraordinaires. Il nous a fait découvrir tant de nouvelles expériences, nous a même assuré notre emploi. Nous avons pourtant fléchi, car, après tout, c'est notre faute si nous ne sommes plus comme avant. Il nous faut redoubler d'ardeur et de vigilance afin de combler ses attentes. De toute façon, qui voudra bien de nous?

Impact: L'isolement compte parmi les pires effets dévastateurs des techniques du manipulateur, car seules, nous ne sommes rien. Il nous faut un réseau, des amis, une famille, des collègues… C'est à ce moment précis que nous comprenons la gravité du problème lorsque nous n'avons plus personne autour de nous. C'est au moment où nous sommes complètement isolées que nous pouvons penser au suicide.

9) **Il fabrique la réalité selon sa façon de voir.**
Maintenant qu'il a miné notre confiance en nous, notre estime personnelle, il lui est facile de nous faire comprendre que nous ne valons rien. Nous avons perdu tous nos repères,

nous ne vivons qu'à travers lui, pour lui et par lui. Puisque, depuis le début, le manipulateur joue dans notre cerveau et dans notre cœur, il continue en nous laissant croire que nous sommes folles, que nous n'avons plus aucune valeur, si bien que nous devons nous sentir chanceuses et redevables du fait que lui veuille bien de nous, car si nous le quittons, nous serons seules... ce que nous sommes de toute façon, ayant fait le vide autour de nous.

Impact : Maintenant que nous ne sommes plus que l'ombre de nous-mêmes, isolées et anéanties, le manipulateur a le beau rôle. Puisqu'il nous croit folles et incompétentes en tout, il nous fait croire à des choses qui n'existent pas. Il déforme la réalité tant et si bien que nous avons l'impression de ne pas vivre sur la même planète. Puisque nous n'avons plus confiance en nous, nous croyons très souvent ce qu'il dit. Nous devenons encore plus confuses et déprimées.

10) **Il utilise des menaces.**
Arrive le jour où nous comprenons et où nous acceptons enfin le fait que nous sommes sous l'emprise d'un manipulateur expérimenté. Alors, nous parlons de partir, d'abandonner, de laisser l'embarcation quoi qu'il nous en coûte. Cela ne lui plaira pas. Nous recevrons parfois des insultes, ou encore il évoquera des souvenirs de moments formidables et heureux. Il ne manquera pas de nous menacer de briser notre carrière, de raconter à tout le monde l'être ignoble que nous sommes, notre incompétence, etc. Le manipulateur peut même aller jusqu'à proférer des menaces de suicide. Il n'a pas de limite à sa folie ; il n'accepte simplement pas de perdre.

> *Impact : Nous venons enfin de comprendre qu'il fallait sauver notre peau et nous abordons l'idée de partir. Il nous faudra utiliser la ruse pour sortir des mains du manipulateur, car il saura nous diminuer à l'extrême afin de nous garder sous son emprise. Nous aurons besoin de consulter un spécialiste afin de pouvoir lui filer entre les doigts. Lorsque nous parviendrons à le quitter, il viendra nous rechercher à plusieurs reprises.*

Il nous faut considérer ces étapes de la manipulation dans leur ensemble. L'intensité et la durée de chacunes d'elles seront différentes selon le secteur de notre vie où nous la vivrons. Nous comprenons qu'en amour, les femmes se retrouvent dans des situations très périlleuses, allant jusqu'à la mort. Sur le marché du travail, elles sont peut-être moins intenses, mais pas moins dangereuses pour leur équilibre psychologique et physique.

Il est important de préciser que les manipulateurs ne sont pas aussi intelligents que nous voulons bien le croire, puisqu'ils utilisent simplement des techniques apprises ou développées depuis leur enfance. Il suffit de leur tenir tête, de démonter la structure de leur méthode de violence psychologique, et nous les verrons rapidement perdre la face, dans tous les sens du terme. Non seulement ils ne sauront que faire, car cela, ils ne l'ont jamais vu, mais la force en nous, toujours vivante malgré leur volonté de l'anéantir, les déboussolera.

Nous devons garder en tête que ce n'est pas parce que nous avons réussi à fuir un manipulateur que nous sommes sauvées. Il reviendra nous chercher plusieurs fois, qu'il s'agisse d'amour, d'amitié ou du travail. Il tentera le tout pour le tout afin de nous récupérer. Et si nous cédons, lorsque nous serons de retour, une fois la lune de miel terminée, soyons assurées que le même scénario de dénigrement reprendra, car le manipulateur ne sait et ne veut vivre autrement qu'en manipulant. Lui demander d'arrêter ces agissements, c'est comme exiger d'une personne qui a les yeux bleus de les avoir bruns tout à coup. Un manipulateur ne change pas par amour, il ne change pas parce qu'il est traîné en justice, il ne change pas, point à la ligne. Par contre, il peut peaufiner ses techniques afin de mieux nous endormir, mais c'est tout.

Une fois que nous l'avons à nouveau quitté, le manipulateur laisse simplement le temps passer, il se fait oublier, et lorsque nous nous y attendons le moins, il revient avec force en nous charmant comme au départ. Il nous fait miroiter l'idée qu'il a changé, qu'il a compris et que cette relation unique doit se poursuivre pour le bien de tous… Encore un petit tour de culpabilité. Pour peu que nous soyons en souffrance psychologique, comme c'est souvent le cas lorsque nous sortons d'une relation abusive, nous retombons dans les filets qu'il nous tend.

Connaître les étapes de la manipulation nous permet de rester conscientes. Cela dit, nous ne pouvons malheureusement pas éviter tous les manipulateurs. Cependant, il nous est possible de les repérer et de nous en éloigner, sinon, du moins, d'apprendre à nous protéger en demeurant vigilantes quant à leurs tentatives de nous enjôler. Plus rapidement nous pressentirons la dynamique malsaine dans laquelle nous baignons, moins nous serons abîmées et plus il sera facile de sortir de ce carcan.

Est-ce que nos malaises psychologiques et physiques sont des baromètres ?

Nous avons vu que le harcèlement et le bitchage sont issus de relations malsaines ainsi que de la manipulation. Ils finissent par se manifester à travers des malaises psychologiques et physiques. En effet, toutes les agressions physiques, verbales et écrites, tous ces acharnements prennent tôt ou tard racine dans notre psyché, puis dans notre corps. Les situations négatives, lorsqu'elles ne sont pas résolues, se font ressentir jusqu'à ce que nous décidions de les traiter.

Puisque les attaques de toutes sortes ne sont pas recommandées pour l'être humain, lorsque nous nous retrouvons dans une relation toxique, notre petite voix intérieure nous chuchote que quelque chose ne tourne pas rond. Nous ressentons, à l'intérieur, un malaise, mais puisque nous n'avons pas été éduqués à entendre ce signal, nous continuons sur la voie de la rationalité. Nous étouffons ce qui pourrait mettre en marche le signal « urgence ». C'est alors que notre mental prend la relève, après que nous avons fermé la porte au nez de notre ressenti.

À son tour, le mental tente de nous faire comprendre que quelque chose cloche dans notre environnement. Pendant la journée, nous étourdissons ces messages, mais la nuit venue, les événements vécus durant les dernières heures se rappellent à notre bon souvenir. Nous avons tous connu des épisodes nocturnes agités où les questionnements sur une nouvelle relation professionnelle ressurgissaient, où nous essayions de régler les frustrations de la journée passée. Si le manipulateur a su occuper tout l'espace dans notre journée, il fera de même la nuit, et nos heures de sommeil seront alors remplacées par de l'insomnie.

Nous commençons à nous questionner sur la nature de la relation, nous sentons le malaise nous envahir, le harcèlement sexuel nous ronge de l'intérieur, nous avons peur de perdre notre emploi, nous voulons en parler, mais nous ne savons à qui faire confiance. Notre cerveau est complètement absorbé par le problème, par l'assaillant, par le groupe qui bitche, par la culpabilité que cela nous fait vivre. Nous tentons de connaître la raison, de donner un sens à ces agressions. Est-ce que des actions ou des paroles de notre part seraient à l'origine du harcèlement ? Puisque nous nous croyons responsables, il nous faut bien trouver où nous avons failli.

Une fois que nous avons trouvé une raison qui nous convient et qui justifie le traitement que nous subissons, nous cherchons à gérer le conflit durant les heures d'insomnie. Notre corps se tourne et se retourne dans le lit en même temps que notre imaginaire. Nous créons de toutes pièces des situations favorables à la discussion qui nous avantageraient. C'est ainsi que nous nourrissons des scénarios, par exemple, notre manipulateur nous lance une critique acerbe et nous lui répondons de manière aussi cinglante. Puis, il nous revient avec un commentaire disgracieux et nous le faisons taire d'une réplique sèche et virulente. Évidemment, dans notre imaginaire, nous ressortons toujours vainqueurs, ce que nous ne pouvons réussir dans la réalité.

Rassurons-nous, nous sommes nombreux à vivre ce scénario à répétition lorsque nous sommes victimes de harcèlement et de bitchage. Nous ne comptons pas parmi les cas isolés, bien au contraire. Le manipulateur a tôt fait de prendre possession de notre vie en nous retirant notre estime personnelle. Au fil des semaines, lorsque nos nuits ne ressemblent plus à rien, que nos heures de travail ne représentent qu'un éternel cauchemar, que se passe-t-il ? Le corps devient malade. Les malaises psychologiques initiés par la création d'histoires imaginaires nocturnes nous conduisent dans une forme de paranoïa et de fabulation. S'enchaînent alors, dans un cercle sans fin, fatigue intense, sens du jugement altéré, situation détériorée, forces amoindries, isolement intérieur... nous ne voyons plus le bout.

Lorsque le mental est très atteint et que nous ne faisons rien, le corps physique prend le relais. Les douleurs de toutes sortes apparaissent selon les sensibilités et les fragilités de chacun. Il peut s'agir du dos, du cou, des poumons, des jambes, de la tête, régions propices où accumuler les conflits. Les migraines se font insistantes et persistantes, rien ne va plus. Entre-temps, nous avons commencé à déverser nos problèmes sur notre partenaire de vie, sur nos parents ou sur nos amis. Bien que nous discutions abondamment de la situation, elle ne se règle pas, car nous n'osons pas poser des actions concrètes par peur de représailles, ou encore les démarches entreprises ne donnent pas les résultats escomptés.

Vie professionnelle
Le matin, nous n'avons plus envie d'aller au boulot. Chaque dimanche soir ressemble à un début de marche vers l'abattoir... marche qui durera trois jours. Dès le jeudi, nous entamons celle vers notre délivrance du vendredi soir. En fait,

nous sommes heureux deux jours par semaine, à savoir les week-ends. À court ou à moyen terme, nous devrons prendre un congé de maladie, le temps de nous refaire une santé. L'arrêt de travail peut durer entre six mois et une année et demie, selon les conventions et les protections d'employés prévues par l'entreprise.

L'idéal est de ne pas nous rendre à cette solution, mais nous sommes très peu à comprendre cela. Nous voulons à tout prix surmonter le problème par nous-mêmes, ou encore nous tenons à gagner sur le manipulateur, ce qui est une très mauvaise idée. Nous devons garder en tête qu'il pratique cette méthode depuis son enfance, alors que nous sommes novices dans le domaine. Il est à parier que nous perdrons notre santé avant de marquer des points, et si, par un pur hasard, nous gagnions, quelles en seraient les conséquences ? Le jeu n'en vaut vraiment pas la chandelle.

Vie privée
Mais que se passe-t-il lorsque le harcèlement provient de notre partenaire de vie, d'un parent, d'un membre de notre famille ou d'un ami ? Pensons-nous que nous ne pouvons pas prendre congé d'eux ? Mais bien sûr que oui, c'est possible si nous le voulons, bien entendu. Couper des liens n'a jamais fait mourir personne, et encore moins si rien ne nous rattache sur le plan de notre carrière. Nous pouvons convenir du fait que sur le plan émotionnel, une rupture est beaucoup plus éprouvante. Il est plus difficile de nous rendre compte qu'il s'agit de harcèlement psychologique et de bitchage lorsque les agressions proviennent de notre entourage immédiat, car les liens affectifs

viennent brouiller les cartes. Les sentiments amoureux, amicaux et filiaux se nourrissent d'émotions diverses qui nous empêchent de discerner, en toute sérénité, ce qui est « normal » ou « acceptable » dans une relation de ce qui ne l'est pas.

Combien de partenaires de vie ont exercé sur l'autre une pression engendrant la peur, avec des menaces nourries par la jalousie, en prétextant l'amour ? Puisque nous nous croyons aimés, nous aurons l'impression qu'il est normal d'accepter d'être étouffés. De toute façon, notre manipulateur aura tôt fait de nous faire croire que nous sommes responsables de ce que nous vivons.

Qu'il s'agisse de notre carrière, de notre vie amoureuse ou d'une amitié, il est possible de reconnaître le harcèlement en considérant qu'il provient d'une relation malsaine et d'un manipulateur. Selon les situations, nous détecterons la manipulation en premier, tandis qu'à d'autres occasions il nous apparaîtra évident que la relation est toxique, donc dangereuse à court ou à moyen terme. Par la suite, nous devons écouter notre voix intérieure afin de limiter les dégâts.

Histoire commune... pour illustrer

Dans la jeune trentaine, Sophie se voit confier un poste au-delà de ses espérances au sein de l'entreprise pour laquelle elle travaille déjà. Son nouveau patron ne camoufle pas son intérêt pour elle. D'ailleurs, elle pressent la volonté du gestionnaire de l'avoir plus près de lui en permanence. L'ambition de la trentenaire motive son choix d'accepter cette offre alléchante. Le manipulateur ne manque pas de se rendre indispensable pour sa jeune recrue en supervisant, en conseillant, en enseignant les us et coutumes de la profession.

Des voyages professionnels sont assurés par l'entreprise, la confiance règne, les défis comblent Sophie et tout va pour le mieux. Puis, arrivent les lunchs à deux où il est question de parler de travail, mais au bout du compte le sujet numéro un est la vie privée. C'est à ce moment que le manipulateur se dévoile, et l'employée emboîte le pas. Les jours et les semaines passent jusqu'à ce que des rencontres privées dans son bureau, à porte fermée, deviennent le quotidien de Sophie.

Une amitié se développe et le manipulateur amène sa recrue à sa résidence située à quelques rues des bureaux. Une relation intime s'installe, même si Sophie sait et sent en elle que quelque chose ne va pas. Elle poursuit cette relation de peur de perdre son emploi, mais aussi en raison de l'attachement qu'elle éprouve désormais pour son patron. Il la tient complètement. Une année passe avant que le patron laisse sa partenaire pour aller vivre avec Sophie. Ensemble, ils quittent l'entreprise, même si l'âme de Sophie lui crie «Danger!». La jeune femme continue, croyant ne pas avoir le choix, mais surtout étant totalement sous l'emprise de cet homme. La relation est malsaine, elle le sait. Il la manipule, elle le ressent.

Il lui fait découvrir des sports formidables, l'amène dans des pays fantastiques, la couvre de bijoux, lui propose de lui offrir la lune, de la marier, d'avoir des enfants, et lorsque la jeune femme est complètement à lui, la vapeur se renverse. Sophie commence à se sentir incompétente, coupable de tout, surveillée. Il ne manque pas de la traiter de folle et de sans-génie. Il l'isole pour mieux la manipuler et la tromper en falsifiant la réalité. Elle n'arrive plus à départager le vrai du faux. Elle perd du poids autant que le goût de vivre.

Puis, elle décide de consulter médecin et thérapeute. Dans le premier cas, on lui diagnostique un cancer du sein; dans le second, un suicide à court terme. Le choc est difficile à prendre, mais Sophie perçoit la chance unique de quitter, enfin, cette cage aux barreaux dorés. Avec le soutien des deux spécialistes, elle réussit en moins de six mois à partir de cette vie créée de toutes pièces par un manipulateur qui avait complètement détruit sa personnalité, sa joie de vivre et sa confiance en elle. Il lui faut pas moins de cinq ans avant de sortir complètement des griffes de ce manipulateur pervers narcissique.

Avec du recul, Sophie avoue en toute honnêteté avoir ressenti très clairement le danger. Même si son âme lui criait « Danger ! », elle a choisi de ne pas l'entendre, trop attirée par l'illusion qu'on avait créée pour elle. Pendant tout ce temps, elle a cherché à se convaincre que sa petite voix avait tort. Quinze années plus tard, elle a appris qu'après elle d'autres femmes s'étaient également fait détruire sous l'emprise de ce manipulateur.

CHAPITRE 3

Comment est-ce possible de parler de protection et de prévention ?

En réalité, nous n'avons pas de contrôle sur les gestes et les paroles des autres, sur leur caractère, sur leur passé, sur leurs blessures ou leurs déviances, mais nous avons du pouvoir sur nos choix, sur nos décisions et sur nos actions lorsque nous sommes conscients de ce qui se joue. Nous pouvons nous protéger en recourant au processus d'anticipation.

La prévention, dans le cas qui nous concerne, n'est pas d'empêcher un collègue de nous faire des avances, d'empêcher un groupe de nous en vouloir ou de parler dans notre dos. La prévention dont il est question ici est de percevoir, d'observer, de comprendre les premiers signaux afin d'être en mesure d'arrêter le plus rapidement possible le processus de dénigrement et d'intimidation à répétition. Nous ne sommes pas responsables des défaillances d'autrui, seulement de notre capacité à percevoir et à agir avant que le mécanisme soit enclenché. Dans le cas du bitchage, c'est plus délicat, car ses premières manifestations se déroulent habituellement dans notre dos. Souvent, lorsque l'information nous parvient, l'hémorragie est sur le point de survenir.

Vu de l'extérieur, le harcèlement paraît d'une évidence déconcertante. Mais lorsque nous sommes au cœur du problème, lorsque c'est de nous qu'il est question, et sachant que les manipulateurs sont de fins renards, qu'ils sont champions dans l'art de manipuler les gens, la réalité, les sentiments, les émotions que nous vivons comme l'amour, l'amitié et la carrière, ce n'est pas simple pour nous de percevoir leurs manigances. Ils savent sur quel bouton appuyer et ils connaissent la fréquence idéale pour obtenir le meilleur résultat.

Au-delà de l'observation, qui n'est pas mauvaise en soi, alors que nos journées sont bien remplies et que le temps nous manque, que reste-t-il pour prévenir? Notre intuition. Elle est notre meilleure alliée dans bien des situations de notre vie, et pour déceler et désamorcer la manipulation, elle devient une clé majeure de survie.

Qu'est-ce que l'intuition exactement?

Il y a des mots qui nous donnent la chair de poule: le lâcher-prise, la petite voix intérieure, la lumière, la gratitude, et bien d'autres… sans oublier, bien entendu, l'intuition. Ce mot, nous l'avons lu dans plusieurs livres, nous l'avons entendu sur nombre de lèvres, tout en constatant que la définition profonde était encore inconnue de ceux et celles qui en parlaient. C'est cela qui rebute: attribuer des mots «nobles» à des gens sans profondeur. Pourtant, il s'agit là d'un jugement très

Comment est-ce possible de parler de protection et de prévention ?

sévère, car tous les mots ont un sens précis pour la personne qui les utilise et nous n'avons pas à remettre cela en question. Libre à chacun de le vivre à sa manière selon son cheminement personnel. Nous n'avons pas à discuter de la façon dont quelqu'un est à l'écoute de son intuition, pourvu qu'il le soit.

Il semble que le problème de base ne soit pas tant l'absence de profondeur attribuée à ce mot quand il est prononcé par une personne que nous avons étiquetée comme ayant une faible conscience. C'est tout simplement que nous nous refusons d'écouter cette intuition, car nous doutons encore et toujours de son efficacité. Nous laissons le rationnel se battre en duel avec notre ressenti, et c'est le plus fort qui gagne. Malheureusement, la raison l'emporte très souvent, car nous permettons aux autres de jouer avec nos émotions et nous préférons croire autrui plutôt que notre petite voix. Pourtant, qui dit prévention dit intuition.

L'intuition, c'est cette faculté à pouvoir ressentir ce qui se passe autour de nous. Nous parlons assurément d'une hypersensibilité à percevoir l'énergie et l'atmosphère environnantes. La particularité de l'intuition est qu'elle ne réfère pas au raisonnement. Et justement, la plupart de nos problèmes sont issus de ce dernier. Nous voulons tellement analyser, intellectualiser et rationaliser que nous avons complètement occulté notre faculté de pressentir, de percevoir de manière presque brute, comme un instinct animal.

Pourtant, cette petite voix intérieure sait nous conseiller dans le seul but de nous éviter bien des ennuis. Si nous sommes nombreux à entendre réellement une voix à l'intérieur, d'autres ressentiront une certitude foudroyante qui les poussera à agir d'une telle façon plutôt que d'une autre, tandis que plusieurs auront une réaction corporelle. L'intensité de cette dernière diffère selon la sensibilité de chacun. L'intuition peut se manifester sous la forme d'une abondante transpiration, de maux de ventre ou de tête, ou encore de nausées. Il semble que lorsque nous ne sommes pas à l'écoute de cette sensation de mauvais goût dans la bouche, telle de l'amertume, ou lorsque nous sommes en danger physique ou psychologique, l'intuition s'impose à nous avec plus d'intensité et d'insistance afin de bien nous faire comprendre que quelque chose ne va pas.

Si nous sommes réceptifs, nous suivrons notre intuition. Mais il y a un problème lorsque nous la refoulons ou l'ignorons. Bien des hommes et certaines femmes qui occupent des fonctions plus « scientifiques » croient ne pas posséder ce don. Selon le magazine *Psychologies*, même « les neurosciences reconnaissent aujourd'hui qu'elle peut être une alliée non négligeable pour nous faciliter la vie. Ni sixième sens magique ni don réservé à quelques élus, l'intuition est une faculté à la portée de tous. [...] Ainsi branchés sur nos sens, réceptifs à nos émotions et à notre "petite musique intérieure", nous pouvons ressentir ce qui est vraiment bon ou mauvais pour nous. "Lorsque nous savons quelque chose avec notre intuition, nous le savons avec nos os, notre cœur ; c'est une connaissance, une certitude qui résonne dans l'ensemble de notre corps-être", estime Judee Gee, créatrice et directrice de l'École de l'intuition, auteure de *Comment développer votre intuition* (Éditions Trajectoire, 2010). Quelle relation laisser tomber ? Quelle proposition refuser ? Quelle direction suivre[14] ? »

---

14. http://www.psychologies.com/Moi/Se-connaitre/Personnalite/Articles-et-Dossiers/Developper-son-intelligence-intuitive.

Comment est-ce possible de parler de protection et de prévention ?

Si l'intuition est à la portée de tous, si nous pouvons la développer, alors pourquoi restons-nous réfractaires à l'utiliser ? Il existe plusieurs réponses possibles. **La première raison** est certainement que l'être humain aime, souvent de manière inconsciente, se mettre dans le pétrin. Il adore prendre des risques afin de se prouver qu'il est plus fort que la force de la nature ou qu'il l'emportera sur un danger quelconque, par exemple. Il aime bien défier son intuition en voulant lui prouver qu'elle a tort. C'est ainsi qu'autant de signaux reçus sont ignorés ou défiés simplement pour plaire à l'ego.

Mais en y pensant bien, l'ego n'envisage pas le futur. Il vit dans le présent et ne cherche qu'une seule chose : ne pas perdre la face. Toutefois, il finira tôt ou tard par le faire, car le danger imminent éclatera au grand jour, même si cela prend des années. Si l'intuition est bafouée au détriment de l'ego, nous n'avons pas le droit de dire que nous ne sommes pas intuitifs ou que nous n'avons rien vu venir. La vérité est que nous avons préféré ne pas écouter notre intuition, tout simplement. Nous avons choisi de ne rien voir venir, de faire l'autruche, préférant notre plaisir.

La deuxième raison pour laquelle nous refusons d'écouter notre petite voix intérieure est que, par manque d'habitude, nous la confondons avec nos désirs. Nous recevons autant de signaux, de feux rouges qui clignotent et nous crient « Alerte, alerte ! », mais nous nous persuadons d'entendre que tout est beau, que nous pouvons y aller. L'exemple le plus concret est certainement lorsque nous rencontrons un nouveau partenaire.

Il est très rare que notre intuition ne vienne pas nous souffler à l'oreille : « Ça ne va pas fonctionner ! » Cette personne est à l'opposé de nous sur tous les plans : elle n'aime pas sortir, ne sait pas profiter de la vie, elle fait constamment des commentaires négatifs. Bien que nous ressentions que quelque chose accroche, nous y allons quand même en nous disant : « Ça me fera du bien de me déposer, de ralentir la cadence, d'être plus tranquille. » Notre désir de ne plus être seuls, d'être à deux, d'avoir un partenaire et de vouloir changer notre mode vie, envers et contre tout, nous poussera à ignorer les signaux.

La troisième raison qui nous éloigne de l'intuition est ce manque de confiance en nous ou en elle. Bien que nous ayons déjà vécu une expérience identique, après quelques petites interrogations qui nous laissent présager que ça n'ira pas, nous persistons à retourner dans le même donjon. Nous ne croyons pas qu'il s'agit de la même chose, nous pensons que nous sommes traumatisés et que nous voyons partout cette mauvaise expérience.

Il ne nous vient pas à l'idée de croire que nous sommes devenus habiles pour détecter des dangers similaires. C'est ainsi que nous sommes nombreux à vivre et à revivre des expériences dévastatrices pour nous, car nous refusons de comprendre le sens de ces répétitions. Même si tout ce que nous vivons a un sens et une utilité dans notre développement personnel et dans nos apprentissages de vie, il n'en demeure pas moins qu'il serait bon de poursuivre notre évolution en ne vivant pas sans cesse les mêmes événements.

Lorsque nous recevons un message qui provient de l'intérieur, nous devons apprendre à lui faire confiance. Bien sûr, nous sommes habités par des traumatismes passés, par de mauvaises expériences et des souvenirs douloureux, là n'est pas la question.

Une peur qui refait surface ne se manifeste pas de la même manière que l'intuition. Nous ne devons pas confondre les peurs et notre petite voix intérieure. Nous sommes nombreux à avoir vécu du bitchage en entreprise, et selon notre expérience, nous aurons une propension à croire que lorsqu'un petit groupe se forme dans l'embrasure d'une porte, près de la distributrice à café ou à eau, on parle forcément de nous. Ou pire, lorsqu'un supérieur immédiat nous fait venir dans son bureau, qu'il ferme la porte, nous imaginons que quelque chose de grave se passe, pouvant aller jusqu'au congédiement, toujours en nous basant sur nos expériences antérieures.

Ces scénarios que nous craignons jusqu'à les anticiper n'ont rien à voir avec l'intuition. Nous avons du pouvoir et du contrôle sur nos peurs, sur nos *a priori*; nous pouvons les déjouer. Mais nous ne pouvons pas tromper l'intuition. Certes, nous pouvons l'ignorer, la repousser, mais elle ne change pas; elle est immuable et bien réelle. Il semble que l'expression « certitude foudroyante », pour illustrer ce qu'est l'intuition, nous aide à comprendre qu'il ne s'agit pas d'anticiper la tournure d'un événement, par exemple, à partir de l'un de nos traumatismes. Il n'est pas question non plus de créer un événement simplement par nos pensées obsessionnelles.

Être à l'écoute de l'intuition, c'est entendre à l'intérieur de nous qu'une relation est toxique, que telle personne n'est pas fiable, qu'une autre n'est pas sincère, qu'un comportement x est redoutable pour nous, qu'un service rendu nous mettra dans l'embarras, etc. Il ne s'agit pas de jugement, mais d'une certitude foudroyante qui surgit de notre corps physique ou émotionnel. Nous devons l'écouter davantage, sans questionner.

À quel moment devons-nous communiquer ?

Une autre méthode préventive est certainement la communication. Lorsque nous sentons ou que nous avons la conviction que nous subissons du harcèlement ou du bitchage, nous devons en parler. Nous avons tendance à le partager avec notre partenaire de vie, avec nos amis et avec nos parents, ce qui s'avère être une excellente idée. Par contre, cela ne doit pas durer des mois, voire des années, car non seulement nous risquons d'impatienter notre entourage avec les mêmes ragots, mais nous courons le risque d'en faire fuir plusieurs lors d'un rassemblement familial, par exemple. C'est embêtant de raconter toujours les mêmes histoires, premièrement pour nous, car le danger est d'en prendre l'habitude ; deuxièmement pour les autres, qui n'en pourront plus d'entendre ce discours à répétition. Ce que cela envoie comme message, c'est que nous n'avons aucune intention de nous sortir du marasme causé par notre rabâchage, comme si nous nous confortions dans ce malaise afin d'attirer l'attention. À trop crier au loup, on finit par ne plus trouver d'oreilles bienfaisantes autour de nous.

S'il est important d'en parler à notre entourage au départ, il est encore plus important d'en discuter rapidement avec les personnes concernées afin de ne pas laisser la situation s'envenimer. Plus nous attendons, plus il sera difficile (pas impossible) d'effectuer des changements sans tout arracher sur notre passage. Dans une relation malsaine établie et nourrie depuis des mois. De plus, il devient délicat de justifier l'écart entre les malaises, les agressions et la plainte déposée, mais elle nous a affaiblis psychologiquement et physiquement. Pour ces raisons, nous comprenons qu'il est préférable de parler dès que notre intuition nous indique que quelque chose ne va pas.

Il est plus facile de modifier une situation naissante qu'une autre déjà bien installée et qui « semble » bien aller dans la mesure où personne ne dit rien. Très souvent, ni les collègues ni le gestionnaire ne savent ce que nous vivons. Et ne comptons pas sur le manipulateur ou l'agresseur pour se plaindre d'une situation qui le nourrit. Avant toute chose, il faut anticiper les conséquences possibles afin d'être certains de pouvoir vivre avec les résultats.

Parmi les conséquences inhérentes à la dénonciation, il y a :

- Dossier de preuves à monter et à présenter ;
- Mobilisation de notre équipe de travail ;
- Jugement des autres ;
- Déplacement dans un autre service pour nous ou pour notre agresseur ;
- Perte d'emploi pour nous ou pour notre agresseur ;
- Poursuites judiciaires ;
- Accompagnement psychologique ;
- Recherche d'un nouvel emploi ;
- Autres.

Nous devons saisir les réels enjeux avant d'intervenir. Le but n'est pas de nous décourager à dénoncer, au contraire, c'est de nous préparer à assumer les possibles conséquences afin de ne pas regretter d'avoir agi avec courage et détermination pour nous faire respecter.

Avant de communiquer, de transmettre, de dénoncer l'abus que nous vivons, nous devons considérer les étapes à franchir dans la hiérarchie de la société pour laquelle nous travaillons. Selon la gravité du problème, l'interlocuteur ne sera pas le même. Évidemment, s'il s'agit d'un collègue qui harcèle sexuellement, après lui avoir dit non, si les agressions persistent, nous devrons aller en parler avec son gestionnaire, mais également avec le nôtre. Bien entendu, il est préférable d'avoir des preuves ou des témoins pour appuyer nos dires.

Il existe plusieurs raisons qui nous maintiennent dans le silence et qui nous empêchent de dénoncer le harcèlement que nous vivons. Bien souvent, elles sont reliées à des raisons financières. Nous avons tous besoin de travailler, de gagner notre vie, et personne ne conteste cela, mais nous devons garder en tête que nous avons toujours le choix de l'endroit où nous travaillons. S'il s'agit d'un emploi d'appoint, la décision de dénoncer est facile à prendre. Par contre, si cela concerne une carrière où les fonctions correspondent à nos études et que cet emploi est celui de nos rêves, nous hésiterons avant de signaler le problème.

Certains contextes sont plus délicats que d'autres, il faut en convenir. Plusieurs parmi nous ont vécu le harcèlement durant leur période de stage, ce qui est affreux et intolérable. Les manipulateurs n'ont aucun scrupule à harceler sexuellement ou psychologiquement leurs victimes alors qu'elles sont en position défavorable pour dénoncer. Cela prend beaucoup de détermination et de courage pour risquer de ne pas obtenir sa certification à cause d'un manipulateur. Pourtant, peu importe la situation dans laquelle nous nous trouvons, nous devons considérer le harcèlement comme inacceptable.

Toutefois, les conséquences ne sont pas uniquement financières. Réfléchir à toutes ces avenues ne doit pas prendre des mois ni des années, car, pendant ce temps, l'agresseur gagne du terrain tandis que nous, nous perdons des forces et de la crédibilité. Lorsque la peur, la crainte et l'angoisse font surface, nous devons tenter de comprendre ce à quoi elles sont reliées. À quels endroits exactement les ficelles de ces émotions négatives sont-elles accrochées ? Lorsque nous aurons trouvé les réponses, cela nous indiquera de quelle manière agir ! Nous devons garder en tête que dénoncer, c'est se respecter, en plus d'éviter qu'il n'y ait trop de victimes.

Est-ce que la confrontation est nécessaire ?

« On ne fait pas d'omelette sans casser des œufs », a écrit Balzac. Bien que légèrement pessimiste, ce proverbe signifie que nous devons assumer des interventions pas toujours agréables afin d'obtenir un changement quelconque. Cela dit, la prévention du bitchage et du harcèlement peut passer par la confrontation avec des collègues, un gestionnaire, des amis ou même des membres de notre famille. Dans le meilleur des cas, nous voulons croire qu'une simple discussion peut régler le problème, ce qui est parfois possible. Mais selon l'ampleur de la situation et — de surcroît — sans oublier que nous faisons face à de la manipulation, à des mensonges, à de la jalousie, à du narcissisme et à du contrôle, alors nous devons envisager de devoir fournir une bonne dose d'énergie avant d'arriver à nos fins.

Évidemment, pour ceux que les conflits et les débats effraient jusqu'à les paralyser, peu importe la raison — qu'il s'agisse de leur tempérament ou d'un traumatisme de l'enfance —, cela motivera le maintien d'une situation qui les déprécie et qui les anéantit. Toutefois, nous sommes appelés à considérer que la confrontation fait partie de la vie. Cela ne veut pas dire nécessairement de livrer une bataille ou un combat, mais simplement de remettre les gens et les événements dans un élan qui nous soit plus favorable. Il s'agit tout bonnement de prendre notre place, de nous affirmer au sein d'un groupe, d'une communauté.

Si cela peut nous apporter du courage pour imposer le respect, il nous faut savoir que, très souvent, l'agresseur ne s'attend pas à ce que nous parlions, à ce que nous le confrontions. Certains manipulateurs s'acharnent sur des proies qu'ils considèrent comme faibles, donc faciles, tandis que d'autres vont préférer « casser » une victime forte afin de la mettre à leur main. Dans le premier cas, le dénigrement ne sera pas voilé, il sera violent et assumé par son auteur. Dans le deuxième cas, le processus sera très vicieux, car il commencera lentement, dans la douceur, afin de rendre la victime accro. Ce n'est que par la suite que cette dernière observera le changement d'attitude de son agresseur.

En considérant que le manipulateur croit sa victime faible, il est encore plus important de bloquer dès le départ sa volonté de détruire. C'est dans cet état d'esprit que nous devons intervenir dès que le dénigrement débute, pour tenter d'y mettre un frein avant que la situation dégénère. Il est préférable d'amorcer immédiatement la confrontation avec notre harceleur ou notre bitcheur avant qu'il soit trop tard. Si nous refusons d'intervenir, car nous craignons un conflit, n'oublions pas que nous devrons nous mesurer, tôt ou tard, à bien plus costaud que nous. Plus nous attendons, plus le face à face risque d'être féroce.

Comme cela a été mentionné précédemment, le bitchage est plus difficilement détectable, car il se pratique dans notre dos. Mais dès que nous apprenons la vérité, nous devons agir. Dans le cas du harcèlement sexuel, lorsque nous parlons de prévention, il ne s'agit pas de reconsidérer notre garde-robe, nos gestes ou nos commentaires, mais bien d'analyser l'attitude du harceleur. Agit-il de la même manière avec d'autres femmes ? Ses commentaires sexistes portent-ils atteinte à notre féminité ? Nous manque-t-il de respect ? Tente-t-il de nous toucher ? Nous fait-il clairement des avances sexuelles contre des services, un avancement ou un ajustement salarial ? Selon les statistiques présentées jusqu'à maintenant, il semble que ce soit davantage les collègues qui harcèlent sexuellement, plutôt que les patrons. Préalablement, ont-ils créé un climat de confiance et une relation intime avec nous ?

Il est possible que nous constations avec effroi que nous avons accepté des choses que nous n'aurions pas dû. Pourtant, il n'est jamais trop tard pour remettre les pendules à l'heure. C'est plus difficile, sans doute, mais pas trop tard. Nous avons toujours le choix de dire : « Non, je ne veux pas ; non, je ne veux plus. » Évidemment, si nous ne faisons rien par peur d'entrer en conflit, la situation ne fera que se détériorer jusqu'à ce que nous nous croyions responsables de ce qui nous arrive. Puisque les manipulateurs sont forts, expérimentés et qu'ils ont plus d'un tour dans leur sac, il n'est pas rare qu'une victime se retrouve assise sur la chaise du bourreau, surtout si le harcèlement dure depuis un bon moment.

La confrontation dont il est question ici n'est rien d'autre que le respect que nous demandons, et il arrive que nous devions l'imposer. Il s'agit de reprendre le pouvoir de notre vie. Lorsque nous sommes la cible d'un manipulateur, nous lui laissons prendre le contrôle par la peur, la crainte, les commentaires ou les gestes répétitifs. Il envahit notre espace, il empoisonne notre environnement professionnel et privé en incrustant sa présence dans notre quotidien. Nous sommes nombreux à croire que le silence est d'or et que si nous faisons la sourde oreille, notre harceleur va abandonner. L'expérience a cependant démontré complètement l'inverse. Moins nous agissons, plus la situation se détériore, et avec elle, notre santé. Peu importe la façon dont nous considérons le problème, nous devrons tôt ou tard intervenir, et le plus tôt sera le mieux.

Les émissions de téléréalité, entre autres, ont tôt fait de briser l'ennui et la solitude en exposant à tout vent la vie quotidienne des participants, une vie qui n'existe pas, idéalisée et vide de sens, une vie de *fastfood*: aussitôt consommée, aussitôt jetée. La vie privée, les valeurs fondamentales comme le respect, le partage sain, l'amour-propre, la confiance en soi et l'amitié sincère ne ressemblent à rien sinon à un ramassis de paroles en l'air, sans profondeur, ni goût, ni saveur autre que le tape-à-l'œil, le voyeurisme. Inconsciemment, nous reproduisons cet idéal en sabotant le respect fondamental et l'authenticité des relations, quelles qu'elles soient. Nous souhaitons à tout prix être aimés de nos collègues et de nos supérieurs, alors nous laissons trop souvent les autres faire des commentaires qui nous atteignent. Nous ne voulons pas déplaire ni créer de conflit, donc nous plions l'échine. Nous tenons à notre emploi et nous nous taisons.

Pourtant, nous devons nous exprimer. Au travail, nos collègues ne sont pas nos amis; nous sommes là pour offrir nos services en échange d'un salaire. Une bonne entente professionnelle est importante, mais pas à n'importe quel prix; en tout cas, pas au détriment de nos valeurs, de notre confiance en nous, de notre intégrité. Dès le départ, il y a des choses que nous ne devons pas accepter ; tout part de là. Par exemple, consentir à se laisser ridiculiser devant tout le monde, c'est déjà ouvrir la porte au harcèlement.

L'humour possède des limites qui ne doivent pas être franchies. La prévention passe déjà par le respect, et si nous devons confronter un collègue ou un gestionnaire sur le sens de son commentaire à notre égard ou sur une blague qui dénigre, alors faisons-le sans ressentir de culpabilité ni de remords. Bien sûr, il y a la manière de le faire. Nous avons le devoir de nous faire respecter dans nos valeurs fondamentales, plutôt que de nous fondre dans la masse si cela ne nous plaît pas.

Qu'entendons-nous par « consentement » ?

Nous avons deviné que le consentement concerne davantage le harcèlement sexuel. Il s'agit de donner, ou non, son accord par exemple à une action, à un geste, à un projet. À la suite de dénonciations de certaines femmes dans les domaines politique et militaire, pour ne citer que ceux-là, l'histoire du consentement est venue ajouter une lourdeur de plus à un dossier déjà révoltant, causée, entre autres, par des femmes innocentes qui ont cherché à se faire un capital médiatique pour obtenir leurs deux minutes de gloire : elles ont menti en dénonçant avoir été victimes de harcèlement ou d'agression sexuelle, pénalisant du même coup les vraies victimes. Il n'est déjà pas simple de dénoncer un abus sexuel, mais nous devons, en plus, nous battre sur la définition du mot « consentement ». Nous en sommes à nous demander si un « non » veut vraiment dire « non ». Et que penser de la conclusion qui propose que si la victime ne s'est pas débattue pendant l'agression, c'est qu'elle était consentante ?

Le hic dans tout cela n'est pas simplement la définition du mot « non », mais plutôt jusqu'où le manipulateur mène la victime. Que se passe-t-il réellement dans la tête de l'agresseur ? Se croit-il autorisé à faire des avances à une collègue parce qu'il lui a rendu service ? Il semble qu'il se croit tout permis parce qu'il a du pouvoir, de l'argent et que sa collègue est attirante. Avec ces prédateurs, le message doit être limpide, précis et, surtout, il ne doit leur laisser aucun passe-droit. Nous devons rester fermes et surtout, comme avec un enfant, cohérents. Si nous disons « non » aujourd'hui, nous devrons encore le faire demain. Nous ne pouvons pas céder ni laisser de portes ouvertes, car chaque petite faille sera autant de chances laissées à l'agresseur pour nous attraper dans ses filets ultérieurement.

Nous ne sommes pas sans savoir que pour les manipulateurs, un silence veut dire « oui ». Voici une maxime latine très populaire proposée par le pape Boniface VIII : « Qui se tait semble consentir. » Il n'en faut pas plus à un manipulateur pour se sentir libre de pousser sa victime à bout, en dépassant les limites de l'acceptable, afin de la mettre dans une situation désagréable. C'est ainsi que nous nous retrouvons parfois, bien malgré nous, dans une position délicate, car nous avons accepté des paroles déplacées, des comportements grotesques, et tout cela déguisé par l'humour. Ce dernier a le dos large avec les machistes et les manipulateurs. Nous ne devons leur donner aucune chance. Il en va de notre sécurité et de notre crédibilité, car ils auront tôt fait de nous faire porter le blâme de leurs propres agressions verbales.

Comment est-ce possible de parler de protection et de prévention ?

Nous avons tout intérêt à apprendre à dire « non » à des propositions qui peuvent paraître innocentes et sans intérêt, et nous devons éviter de faire confiance à un manipulateur. Cela peut paraître étrange, mais il s'agit bien d'une dépendance à la manipulation, comme d'autres sont dépendants à l'alcool, à la drogue ou au jeu. Cette analyse, bien qu'elle puisse sembler exagérée, demande tout de même à être considérée, car il est vrai qu'un manipulateur contrôlant, pervers et narcissique devient dépendant du plaisir que lui procurent ses jeux qui torturent son entourage.

Contrairement à ce que nous avons toujours cru, les manipulateurs ne sont pas intelligents. Les êtres intelligents n'ont pas besoin de manipuler, ils ont confiance en eux et vivent dans le respect des autres. En fait, les manipulateurs utilisent toujours les mêmes vieilles techniques, les mensonges, les à-peu-près, les changements d'idée de dernière minute, la culpabilité qu'ils font porter à tout le monde… C'est toujours la faute des autres, jamais la leur. Il suffit qu'on les déboute pour qu'ils ne sachent plus comment s'en sortir, pour les voir bafouiller, pour les sentir mal à l'aise ou carrément agressifs. Est-ce cela que nous appelons des êtres intelligents ? Quelqu'un qui doit répéter les mêmes manigances, les mêmes stratagèmes est-il intelligent ?

Un être intelligent ne cherche surtout pas à contrôler, encore moins à manipuler jusqu'à détruire les autres pour les rendre presque coupables d'exister. L'intelligence fait appel à l'adaptation, à la confiance en soi, à la capacité de nouer des relations basées sur l'échange et le respect. Avec ces êtres, il faut nous montrer particulièrement prudents afin de ne pas les laisser entrer dans notre bulle. Le consentement devient un enjeu important pour la suite des événements. Surtout, ne disons pas « oui » par peur de perdre notre travail, car l'avenir risque d'être beaucoup plus pénible qu'une recherche d'emploi. Ne disons pas « oui » pour acheter la paix. Se défaire du carcan d'un harceleur sexuel, une fois que l'engrenage est enclenché, n'est pas chose facile. N'oublions pas que nous avons tout à y perdre.

De quelle manière pouvons-nous évaluer la situation ?

Bien sûr, pour nous protéger, il faut évaluer la situation. Quels sont les enjeux professionnels, relationnels, personnels ? Quel impact cela-t-il a sur notre vie de manière générale ? Une fois que notre intuition nous a menés vers la prudence, que les mises au point ont été faites, peut-être dans la confrontation, que devons-nous faire ? Quelles sont les chances que la situation se reproduise si nous sommes encore en contact avec notre agresseur ou dans l'équipe de travail où nous avons été bitchés ? Devons-nous encore travailler avec notre collègue qui nous a fait des avances sexuelles ?

La prévention est réelle et une certaine protection est assurée si nous sommes sortis de l'entourage du harceleur. Mais si nous devons encore le côtoyer, comment envisager l'avenir ?

Dans tous les cas, l'idéal est vraiment que l'agresseur soit congédié ou déplacé dans un autre service avec risque de sanction à son prochain égarement. Car les manipulateurs, comme nous l'avons vu, se nourrissent de l'énergie et de la joie de vivre des autres. S'il s'agit d'un gestionnaire, cela est plus complexe, car plusieurs entreprises embauchent des machiavéliques de la sorte pour précipiter la retraite de certains employés. Par la méthode du harcèlement, le ménage se fait simplement, à l'intérieur de la société, en poussant à bout certaines personnes.

Pour cette raison, il est important d'évaluer la situation afin de ne pas revivre cet épisode. S'agit-il d'un cas isolé où le bitcheur s'est fait remettre à sa place tout en étant surveillé par la direction ? Comment nous sentons-nous maintenant, dans le présent ? Est-ce que la situation est derrière nous, ou sentons-nous un danger latent, telle une bombe à retardement ? Il y a tant de questions à considérer. Au cours du traitement de la problématique, est-ce que notre supérieur a pris position en notre faveur ? D'autres collègues dans l'entreprise ont-ils vécu la même chose ? Nous sentons-nous soutenus ? Intervenir à temps, c'est excellent, mais ce n'est pas garant d'un avenir sain si la situation a été gérée avec désintérêt ou considérée avec légèreté.

Dans cette analyse, nous sommes également amenés à comprendre notre part de responsabilité dans la situation. Les relations interpersonnelles sont complexes. Toute problématique n'implique pas nécessairement une faute commise. Elle peut aussi découler d'une intervention négligée ou d'une discussion qu'il aurait fallu avoir au préalable. Avons-nous pris la place de quelqu'un qui était aimé par un groupe de bitcheurs ? Les raisons ne sont pas toujours de notre ressort, et, parfois, il ne s'agit simplement que d'un concours de circonstances. Nous ressemblons à la belle-sœur détestée, nous avons une apparence physique qui attire les détraqués du pouvoir et du sexe, ou encore notre personnalité fait envie ou notre réussite professionnelle rend jaloux, etc.

Analyser la situation, c'est comprendre notre implication consciente ou non dans le harcèlement que nous avons vécu. Parfois, il s'agit de la vengeance d'un collègue que nous avons devancé dans les chiffres du mois, par exemple. Autant de raisons qui peuvent permettre d'intégrer les événements passés.

Par contre, nous devons être justes et honnêtes dans l'introspection. Évidemment, nous nous sommes frottés à un manipulateur, mais il y a davantage à comprendre de cela. Si notre agresseur psychologique ou sexuel est toujours en poste, courons-nous le danger qu'il y ait récidive ? Est-ce que notre crédibilité est toujours valable auprès de nos collègues et de notre gestionnaire ? Parmi toutes nos considérations, n'oublions jamais que notre santé vaut plus qu'un salaire.

Histoire commune… pour illustrer

Une amie de Josée lui a offert son poste au sein d'une agence de marketing, car elle retournait vivre dans son pays d'origine, l'Allemagne. C'est avec une certaine réticence que Josée a accepté de rencontrer le gestionnaire. Puis, elle a pris ses nouvelles fonctions après trois semaines de négociations.

Nadine, la secrétaire-réceptionniste de la société, a rapidement pris en charge la nouvelle recrue. Heureuse, Josée s'est laissé aider tout en remerciant l'employée pour l'intégration en douceur qu'elle lui permettait. C'est ainsi que Nadine a dressé le profil de tous les membres de l'équipe, y compris celui du patron, de l'ex-patron (ami de la famille), et expliqué les liens familiaux qui unissaient les salariés de l'entreprise, par exemple, la directrice des opérations qui n'était autre que l'épouse du fondateur.

Ainsi, les jours passent et Nadine s'intéresse encore plus à la dernière arrivée. Comme l'équipe n'est composée que de dix employés, la secrétaire a vite fait le tour du jardin et de la vie privée de chacun. Ayant remarqué ce besoin permanent de Nadine d'entrer dans la vie des gens, la nouvelle arrivée a commencé à se méfier et à prendre ses distances, ce qui n'a pas manqué de déplaire. Les petites pointes lancées, comme autant de poignards, ont davantage ouvert les yeux à Josée. Malgré les sourires et la gentillesse de la vipère, sa jalousie professionnelle et personnelle devenait un jeu difficile à camoufler.

Puis, un matin, Nadine a poussé le bouchon un peu trop loin par une remarque laissant croire que le salaire et l'horaire de travail de Josée étaient inadmissibles, donc intolérables pour elle. Évidemment, les enjeux des fonctions de Josée n'étaient pas les mêmes, et sa rémunération allait de pair avec ses responsabilités et le stress. Du coup, les heures de travail ne se déroulaient pas seulement au bureau pour Josée, mais aussi à l'extérieur, en réunion avec des prospects et à la maison avec des préparations de dossiers et des suivis clients les soirs et même les week-ends. Mais l'envie et la jalousie n'entendent pas la réalité, elles se perdent dans la fabulation et l'obsession.

C'est à ce moment que Josée a cru bon d'aller discuter avec le gestionnaire pour lui expliquer la situation. Non seulement il ne voyait rien, mais il ne savait pas de quelle manière intervenir. Finalement, son adjoint a compris la gravité du problème et a proposé une rencontre avec la vipère. L'entreprise l'a mise en garde, lui a fait signer des documents signalant un premier avertissement, et lui a indiqué que cela ne serait plus toléré. Sans attendre, Nadine a parlé aux autres employés pour les monter contre Josée, ce qui a fonctionné. Donc, pendant plusieurs semaines, personne n'a adressé la parole à Josée, à l'exception du patron et de son adjoint.

Après un mois, l'atmosphère s'est détendue et la vie a repris son cours normal. Mais il n'a fallu que deux ans avant que la guerre éclate complètement entre les deux femmes : un face à face vraiment virulent où personne n'a cédé. En fait, le gestionnaire n'a pas su ni voulu gérer le conflit, et ce sont donc les collègues qui l'ont fait à leur manière. Après de longues discussions, l'abcès a été percé. Lorsque Josée a finalement quitté l'entreprise, après six années de bons et loyaux services, Nadine lui a offert un cadeau accompagné d'une carte pour lui souhaiter bonne chance dans ses nouvelles aventures.

CHAPITRE 4

Existe-t-il réellement des causes ?

Parmi les nombreuses questions qui nous habitent, le fameux « pourquoi » a effleuré toutes les lèvres de l'humanité. Peu importe le sujet, l'être humain cherche à comprendre, avec raison, pourquoi les guerres, pourquoi la violence, pourquoi la faim dans le monde, pourquoi le racisme, pourquoi la méchanceté, le bitchage, le harcèlement psychologique et sexuel. Mais existe-t-il toujours des raisons à une problématique ? En effet, nous avons besoin de trouver un sens à nos expériences, surtout lorsqu'elles sont mauvaises. Lorsqu'elles nous marquent au fer rouge, lorsqu'elles nous abîment, la compréhension devient une manière logique d'accepter les événements.

En ce qui concerne le harcèlement, bien sûr, nous pouvons élaborer bien des théories. Certaines constituent la base même du dénigrement dans l'acharnement, tandis que d'autres raisons sont plus aléatoires. Pourtant, peu importe ce qui se trouve à l'origine du harcèlement et du bitchage, la douleur de l'expérience est bien tangible et les séquelles peuvent être permanentes. Le fait de comprendre les motivations réelles qui se cachent derrière les gestes, les paroles remplies de méchanceté et la manipulation permet, parfois, de désamorcer le processus de dénigrement ou, s'il est trop tard, de faire notre deuil de l'événement plus rapidement.

L'incompréhension et l'impuissance comptent parmi les sentiments les plus ingrats qui existent puisque nous restons dans le flou, dans l'à-peu-près et, comme l'humain a horreur du vide, il le comble par son imaginaire. Afin d'éviter autant que faire se peut de déverser dans des hypothèses improbables, nous tenterons d'expliquer les raisons réelles et possibles qui concernent les sources du harcèlement issu de la manipulation.

Nous verrons que l'homme et la femme ne s'y prennent pas toujours de la même manière pour arriver à leurs fins. Les causes du harcèlement, bien qu'elles se ressemblent, diffèrent sur certains points. Mais avant tout, n'oublions pas que nous avons affaire à un manipulateur expérimenté, peu importe le sexe et les raisons de l'agression.

Qu'est-ce qui motive une femme à s'acharner sur une autre ?

Nous sommes nombreux à vouloir comprendre les raisons profondes qui se cachent derrière le bitchage. Au début, plusieurs ont cru — et croient encore, d'ailleurs — que ce sont les hormones féminines, purement et simplement, qui poussent une femme à parler dans le dos d'une autre, à monter des dossiers et à faire des procès en l'absence de sa victime. À cela s'ajoutent les révélations fracassantes de bon nombre d'hommes homosexuels, plusieurs ayant été détruits par le poids du bitchage au sein de leur communauté. Ceux qui véhiculent l'idée qu'il s'agit d'hormones féminines se réjouissent de cet état de fait, y voyant un lien clair.

Pourtant, si tel était le cas, toutes les femmes et tous les hommes au tempérament plus féminin seraient de vrais bitcheux, ce qui n'est pas le cas. Force est donc d'admettre que cette hypothèse ne tient pas la route, bien que plusieurs s'y accrochent, ne voulant pas chercher plus loin.

Il importe aussi de regarder de plus près les scénarios possibles, en établissant des liens avec des milieux de travail (fonctions et revenus annuels, niveaux de scolarité, etc.), des personnalités définies (fortes ou douces), des périodes durant l'année, par exemple. Finalement, nous constatons que les milieux de travail à plus forte concentration féminine sont plus à risque et que si la problématique n'est pas prise au sérieux ni gérée par la direction, tout un chacun établit sa loi à l'interne.

Vu sous cet angle, il ne suffit plus de croire que cela concerne uniquement des femmes, l'enjeu est davantage sur le sérieux du problème, sur la volonté de vouloir gérer les conflits. Cela dit, il existe des entreprises où la concentration d'employés féminins l'emporte et qui fonctionnent à merveille, tandis que dans d'autres milieux de travail, où il y a autant d'hommes que de femmes, le harcèlement sous toutes ses formes devient le quotidien de plusieurs travailleurs. Au-delà d'une direction d'entreprise défaillante, la question reste entière. Qu'est-ce qui motive une femme à en démolir une autre?

En fait, il existe plusieurs raisons, mais la première et la plus importante, car elle est le noyau des autres motifs, est le **manque de confiance en soi**. Les femmes qui cherchent à détruire sont mal dans leur peau, elles n'ont aucune estime personnelle, malgré ce qu'elles dégagent, car ce n'est qu'une image qu'elles tentent de vendre. La réalité est qu'elles cherchent à anéantir « la menace ». Pour parler dans le dos de quelqu'un, il faut craindre cette personne, il faut se sentir menacé de perdre son emploi, d'être dépassé, d'être détrôné en quelque sorte. Si nous ne prenons que quelques minutes pour observer ces nombreuses femmes qui ont confiance en elles, que voyons-nous ? Des femmes solides qui ne cherchent qu'à aider leurs pairs en leur tendant la main, en leur permettant des apprentissages sur le métier qu'elles-mêmes ont durement appris, par exemple.

Une femme qui a confiance en elle n'hésite pas à partager, à soutenir, à aider, car elle connaît sa valeur et est en mesure de comprendre son unicité. Cela n'a pas du tout de lien, contrairement à ce que nous pourrions croire, avec l'intelligence. Les femmes qui bitchent ne sont pas plus ou moins intelligentes que les autres. Elles sont plus malheureuses et mal dans leur peau, oui, nous pouvons en être assurés. Une femme confiante et consciente de ses forces et de ses faiblesses cherchera à s'entourer de femmes complémentaires afin de créer un noyau solide. Elle ne craint pas la compétition et avance à son rythme. Malheureusement, le manque de confiance en soi est à l'origine de tellement de maux qu'une personne sans estime personnelle en devient presque dangereuse à côtoyer. Cette section ne sera pas développée davantage, car il nous faut considérer que le manque de confiance en soi, donc le mal-être, est à l'origine de toutes les autres causes qui s'ensuivent.

Une autre raison qui motive le harcèlement ou le bitchage est la **jalousie et l'envie,** peu importe le domaine. Qu'il s'agisse de jalousie sociale, professionnelle ou physique, une femme qui se sent inférieure à une autre peut être très dangereuse si elle est mal dans sa peau. Nous comprenons que la jalousie sociale représente, dans le contexte qui nous concerne, une certaine popularité, allant même à des privilèges dans le regard de notre manipulatrice. Ainsi, un salaire plus élevé, des congés inéquitables selon elle, et elle seule, une bonne entente avec nos collègues, un patron qui nous respecte et qui apprécie notre travail sont autant d'aspects qui deviennent source de jalousie et d'envie.

Il est important de comprendre que dans la tête d'une bitcheuse, un salaire plus élevé n'a aucun lien avec des fonctions et des responsabilités différentes des siennes. Les heures supplémentaires compensées en jours de congé ne trouvent pas davantage d'écho chez cette envieuse. La seule chose qu'elle ressent, c'est son envie, sa jalousie, son désir d'être comme nous, d'être nous, mais seulement pour les avantages et surtout pas pour les inconvénients. Ainsi, elle voudrait notre revenu, nos semaines de vacances, mais ne souhaite en aucun cas travailler les week-ends ou les soirs. Elle ne veut pas non plus devoir rapporter des contrats et vivre la pression qui s'ennuit. Elle est complètement sourde au fait que nous contribuons à assurer une partie de son salaire par nos fonctions. Ce stress, elle ne le veut pas, mais le reste, oui. Une femme jalouse n'a ni oreille ni jugement.

La jalousie professionnelle représente clairement la colère interne de ne pas posséder nos compétences, nos années d'expérience ni notre formation générale. Cependant, l'envieuse voudrait nous dépasser dans l'échelle hiérarchique. Nous ne sommes probablement pas les seules à être jalousées. De manière générale, cette jalousie se reflète sur d'autres membres de l'équipe, en fait sur toutes celles qui occupent des postes plus élevés dans l'entreprise.

La jalousie physique est terrible, car elle réfère entièrement à la féminité, ce qui soulève plusieurs passions incontrôlables. Non seulement nous n'avons pas de pouvoir sur notre apparence physique — ni pour notre envieuse ni pour nous —, mais de plus, notre simple présence dérange. Cela a mené bien des femmes à la destruction dans toute leur identité, dans leur personnalité, dans le regard qu'elles posent sur elles. Que nous le voulions ou non, depuis toujours, notre apparence a une incidence sur notre confiance en nous. La preuve : les cliniques d'esthétique vivent grassement, les gyms sont remplis à craquer, les régimes de toutes sortes connaissent des records de popularité, et que dire des boutiques de mode ?

Une étude réalisée à l'Université d'Ottawa démontre clairement que le bitchage est très souvent issu de la jalousie physique. « Tracy Vaillancourt, professeure de psychologie à l'Université d'Ottawa, a initié l'expérience qui tenait à démontrer que les femmes se sentent davantage menacées par une autre femme à l'allure sexy. Voici que la jeune femme A s'est présentée devant un groupe de femmes et la femme B (qui est la même, mais vêtue plus légèrement) est apparue devant un autre groupe de femmes. Et voici l'observation de madame Vaillancourt lorsque cette femme a quitté la salle : *"En termes de bitchage, c'était un 10 sur 10"*, a-t-elle expliqué à *The Atlantic*. La professeure s'intéresse depuis longtemps à l'intimidation et à la popularité. Selon elle, cette étude tend à montrer que les femmes s'en prennent les unes aux autres simplement à cause de leur allure parfois légère. Ainsi naît le bitchage, ou, cliniquement parlant, l'"agression indirecte[15]".

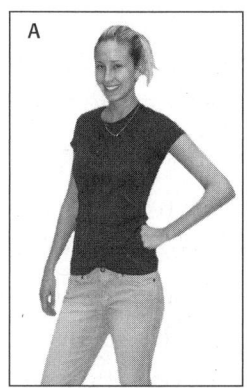 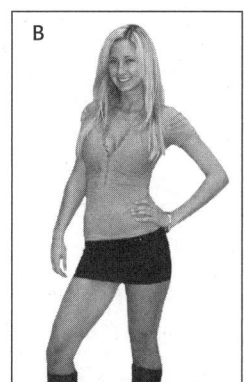

Par la suite, on a présenté trois photos différentes (A, B et C) aux deux groupes de femmes, en demandant aux participantes si elles souhaitaient devenir amies avec ces femmes en plus de les présenter à leur conjoint et de les laisser passer du temps seules avec lui.

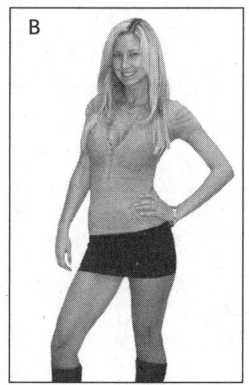 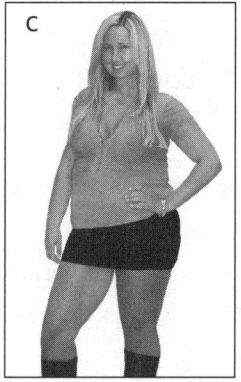

---
15. VAILLANCOURT, T. et A. SHARMA. « Intolerance of sexy peers : intrasesual competition among women », *Aggress Behav*, nov-déc. 2011.
Voir : http://www.lactualite.com/societe/le-fouineur/le-bitchage-une-science-inexacte/

"Non" fut la réponse dominante aux trois questions quand il s'agissait de la femme à l'allure sexy, mince ou pas. Elles étaient cependant trois fois plus enclines à laisser la femme habillée de manière plus conservatrice passer du temps en compagnie de leur homme.

Pour Tracy Vaillancourt, cela prouve que les femmes "sont menacées, désapprouvent ou punissent celles qui se comportent de manière légère", et ce, quel que soit leur poids.

Puisque la mesquinerie nuit à l'estime de soi des victimes, peut-on s'en débarrasser ? La professeure Vaillancourt le croit. "Les études montrent que si on change la cognition, on change le comportement. Cette attitude fait du mal. Les gens en viennent à déprimer s'ils sont attaqués de cette manière[16]." [17] »

Voici un aperçu des dommages que peut causer la jalousie physique chez une femme. Parler dans le dos de la « rivale » et en venir jusqu'à lui en vouloir, et ce, sans raison valable, faut-il le préciser, n'est qu'une conséquence de ce fléau maladif.

Un autre élément important à la source du harcèlement entre femmes est la **frustration**. Sans analyse, cette dernière peut ressembler à la jalousie. Pourtant, elle est beaucoup plus complexe, car elle touche tous les univers possibles et imaginables.

La frustration représente un mécontentement général. Ces femmes ne seront jamais contentes, ni heureuses, ni joyeuses, ni épanouies. Rien ne peut jamais les satisfaire. Elles restent d'éternelles frustrées par la vie, par leur vie comparativement

---

16. *Idem.*
17. SAINT-LAURENT, Marthe. *Choisir la solidarité féminine*, Les Éditions Québec-Livres, Montréal, 2017, pages 20-22.

à celle des autres. Tout ce qui les entoure semble mieux que ce qu'elles vivent, que ce qu'elles possèdent. À première vue, nous avons l'impression qu'elles tentent de se venger, ce qui est sans doute vrai. Et nous pouvons affirmer que notre vie familiale, remplie d'amour et de joie, leur causera assurément un malaise. Cette frustration intrinsèque pour tout et rien mène souvent à des paroles blessantes, à des attaques virulentes, à du commérage en notre absence, et cela, à répétition.

De petits groupes se créent parfois aussi au sein d'une entreprise, dont l'atmosphère qui s'en dégage est malsaine, car leur formation découle d'un sentiment d'**insécurité** à l'état pur. C'est ainsi que nous accédons parfois à un nouvel emploi dans un groupe de femmes plus âgées et plus expérimentées, qui ne veulent surtout pas se faire dire quoi faire ni comment le faire. Depuis tant d'années, elles répètent les mêmes gestes aux mêmes heures et elles ne souhaitent surtout pas de changements. La nouveauté que nous représentons les effraie, si bien qu'elles se cramponnent à leurs vieilles habitudes, et, puisque l'union fait la force, le groupe commence à nous prendre en aversion. Elles se sentent menacées par la jeunesse, et l'insécurité qu'elles vivent les pousse à devenir mesquines. Les nouvelles recrues ne sont pas les bienvenues, à moins qu'elles ne se plient à leur routine et qu'elles ne se fondent dans le groupe, et encore, ce n'est pas gagné d'avance.

À l'inverse de cela, il existe également des jeunes femmes qui arrivent dans un milieu de travail et qui font la vie dure aux plus expérimentées. Des cas d'épuisement professionel ont été relevés dans plusieurs entreprises, justement causés par le fait que les nouvelles employées, dans un élan de sabotage, poussaient les anciennes à bout afin de prendre leur place.

Pour peu que le gestionnaire s'intéresse à éliminer le problème qu'est le bitchage de groupe, il doit agir sur la personne qui mène le bal, sur celle qui domine et qui manipule les autres dans le clan. Aussi, nous savons que les « suiveuses » ont souvent peur d'être rejetées du groupe, d'être maltraitées à leur tour, c'est pourquoi elles emboîtent le pas. Il suffit de briser l'équilibre qui s'est établi au sein de la meute malsaine pour que le harcèlement cesse.

Il arrive également que le harcèlement provienne d'une personne en autorité, ce que nous appelons l'**abus de pouvoir**. Certaines femmes ont de la difficulté à gérer le fait d'occuper un emploi-cadre ou de gestion. Cela leur monte à la tête, si bien qu'elles deviennent inhumaines avec les employées. C'est parfois à la sueur de leur front qu'elles ont gravi les échelons pour atteindre le haut de l'échelle hiérarchique et une fois arrivées, elles sont aigries et ne pensent qu'à se venger sur leurs pairs. Elles utilisent ainsi le pouvoir dont elles disposent pour rendre la vie misérable à celles qui ne marchent pas comme elles le désirent. Soit elles oublient d'où elles viennent et se félicitent d'être en haut de l'échelle, soit elles font payer leurs misères aux autres. Dans un cas comme dans l'autre, il arrive souvent qu'elles ne restent pas très longtemps au pouvoir, surtout si la haute direction désire garder une atmosphère de travail harmonieuse.

La dernière raison qui tente d'expliquer qu'une femme utilise le harcèlement psychologique est la **méchanceté gratuite**. Bien sûr que le mal-être en est à l'origine, mais encore plus fort que cela, la méchanceté, tel un vice, devient un vrai plaisir pour la manipulatrice. Ainsi, voir souffrir, faire pleurer, créer l'angoisse et le stress chez une collègue ou une employée la réjouit. Nous avons peine à imaginer cela et pourtant, plusieurs témoignages prouvent sans l'ombre d'un doute que cet énoncé tient la route. Malheureusement, la maltraitance et le malheur qu'un humain a vécus ne produisent pas les mêmes résultats, les mêmes effets chez l'un ou chez l'autre. Après avoir souffert d'injustice ou d'intimidation, certains développeront l'empathie et le partage, tandis que d'autres deviendront insensibles et feront subir la même méchanceté au premier venu.

Si le bitchage trouve souvent son origine dans une manœuvre féminine, il n'en demeure pas moins que les hommes aussi souffrent des comportements des manipulatrices. Parmi les groupes de dénigrement, des hommes profitent de ces mésententes entre femmes pour se faire du capital, d'une part, et, d'autre part, ils contribuent par leur silence à ce processus destructeur. Nombreux sont ceux qui se délectent des « disputes » féminines, tandis que d'autres en pâtissent ou en sont peinés grandement. Le harcèlement et le bitchage font des victimes chaque année, forçant des centaines de femmes à quitter le marché du travail, et ce, de manière définitive.

Pourquoi l'homme agresse-t-il par la sexualité, entre autres ?

Si les hommes sont moins à l'origine du bitchage, bien que plusieurs y contribuent avec plaisir, ils ne sont pas en reste quant au harcèlement psychologique et sexuel. Avant d'expliquer les raisons qui poussent un homme à harceler une femme, il semble important de révéler les résultats d'un sondage effectué en France. Nous pouvons croire que c'est mieux ailleurs, et ne nous en déplaise, même si le pourcentage peut varier d'un pays à l'autre, les faits sont les mêmes : il s'agit d'un comportement ignoble qui intimide et qui détruit nombre de femmes chaque année.

Voici des données choquantes relevées par le gouvernement français. Il est question ici de femmes actives qui ont été victimes de harcèlement sexuel.

- « 30 % [...] ont un **certain niveau de responsabilité** (professions libérales et cadres supérieures).
- 27 % [...] exercent leur profession dans des **structures de taille réduite** (entreprises de 10 à 19 salarié.e.s).
- 35 % [...] travaillent dans des **environnements majoritairement composés d'hommes** (quand 86 % des femmes travaillant dans un **environnement majoritairement composé de femmes** n'ont jamais été confrontées au harcèlement sexuel).
- 30 % [...] se trouvaient dans une situation **d'emploi précaire**.
- 25 % [...] étaient dans une **situation personnelle d'isolement**.
- 24 % [...] étaient dans une **situation affective difficile**.
- Plus de 22 % [...] étaient dans une **situation financière difficile**[18]. »

Discuter avec des femmes qui occupent des postes de haut niveau dans des entreprises où les collègues et les gestionnaires sont en majorité des hommes permet de réaliser qu'elles

---

18. http://www.egalite-femmes-hommes.gouv.fr/dossiers/egalite-professionnelle/lutte-contre-le-harcelement-sexuel-au-travail/les-chiffres-cles-du-harcelement-sexuel-au-travail/.

ne souffrent pas de bitchage entre femmes, mais bien de harcèlement de la part de leurs collègues masculins. Plusieurs doivent se battre pour faire reconnaître leur valeur au sein d'un groupe de mâles qui considèrent la femme comme un être inférieur sur le plan intellectuel, et incapable de rivaliser avec un homme. Ou pire, plusieurs hommes sont d'avis que la femme est un simple objet sexuel.

Nous ne serons pas surpris de constater qu'encore trop d'hommes n'intègrent pas le fait que les femmes soient arrivées en masse sur le marché du travail, jusque-là leur chasse gardée. Nous pouvons seulement faire semblant de croire que cette époque est révolue. Naturellement, bien des hommes ont cheminé à propos de cette question, tandis que d'autres en sont restés au même point. Malgré leur manque d'ouverture, ils comprennent tout de même qu'ils doivent se taire s'ils ne veulent pas passer pour des demeurés. Toutefois, ce n'est pas parce qu'ils ne s'expriment pas qu'ils n'en pensent pas moins pour autant. Il suffit de regarder le comportement de certains gestionnaires pour réaliser que l'opinion qu'ils ont d'une femme « ne casse pas trois pattes à un canard ». Nous n'avons pas besoin d'aller très loin, il suffit d'observer de quelle manière certains présidents de pays traitent leur femme ou parlent des femmes.

Harcèlement psychologique
Tout comme certaines femmes, plusieurs hommes n'ont aucune **estime personnelle**. Puisque cela est moins toléré, car un homme se doit d'être fort et responsable pour gérer toutes les situations, il a développé l'habileté de cacher ce défaut.

Pourtant, il n'en demeure pas moins que, dans bien des sphères de sa vie, il sent qu'il n'est pas à la hauteur, et il perçoit donc une certaine menace provenant de son entourage.

À quoi ressemble un homme qui n'a pas confiance lui ? En fait, il agit exactement comme une femme qui n'a pas d'estime personnelle. Il se sent menacé, il est constamment en compétition, il cherche à se faire valoir en dénigrant les autres, bien souvent les femmes. Il peut s'acharner sur une femme au sujet de son apparence, de son intelligence, de ses compétences. Ce harcèlement est souvent camouflé derrière un humour malsain, des blagues « plates » répétitives. Pour peu que nous le remettions à sa place, nous sommes immédiatement classées comme n'ayant pas d'humour ou étant frustrées.

Tout comme c'est le cas chez les femmes, le manque de confiance en soi est la conséquence de toutes les problématiques inhérentes au harcèlement. Le manipulateur manipule pour arriver à ses fins. Celui qui manque de confiance en lui cherchera à éliminer tout ce qui représente une menace autour de lui : il veut, lui aussi, arriver à ses fins.

Une deuxième raison est la **frustration**. Un homme frustré, donc constamment mécontent et insatisfait, s'acharnera sur une victime pour se sentir mieux. Dans ce cas précis, il peut harceler tant un homme qu'une femme. En fait, il frappe sur tous ceux qui lui tombent sous la main. Il ne manquera pas de faire la vie dure à tout le monde ; son attitude passera par l'intimidation et par le stress qu'il fera vivre à son entourage. Ces hommes tentent souvent de démontrer l'incompétence chez les collègues ou les employés, selon le poste qu'ils occupent, afin de les déstabiliser et de les affaiblir.

Parmi les causes du harcèlement se retrouve la **misogynie**. Cette dernière n'est pas simple à détecter, car sa manifestation est difficile à cerner. L'homme est charismatique et sait attirer les femmes. Tantôt nous avons l'impression qu'il adore les femmes et qu'il les vénère, tantôt nous verrons davantage apparaître le mépris. La manifestation de cette problématique est aux antipodes. Quoi qu'il en soit, en observant bien, nous sommes en mesure de constater que la relation qu'il entretient avec les femmes n'est ni saine ni équilibrée d'une journée à l'autre. Le misogyne cherche à dénigrer par ses pointes sur les femmes. Nous sentons clairement que le fait qu'on soit une femme lui cause un vrai problème. Son attitude et son comportement, tout comme son discours, sont variables selon qu'il travaille avec une femme ou un homme.

Être un homme présente ici un avantage certain, puisque le misogyne a un comportement démesurément arrogant, dominant et égoïste vis-à-vis des femmes ; il cherche sans cesse à les contrôler par la manipulation. Il adore faire des blagues soi-disant innocentes sur les femmes ; les rabaisser en public ne le gêne pas du tout. En fait, nous comprenons qu'il n'a aucune estime pour elles, son manque de respect à tous les points de vue en étant la preuve. Son engagement professionnel avec les femmes est nul. Il ne manque pas d'arriver en retard à un rendez-vous ou, pire, il ira jusqu'à ne pas se présenter. Il sait exactement comment agir pour que la femme se perçoive sans importance, sans intérêt à ses yeux. Évidemment, nous retrouvons le misogyne qui pratique le harcèlement sexuel.

Nous terminons les causes du harcèlement psychologique par le « **complexe de Napoléon** », aussi appelé **syndrome des petites personnes**. Il s'agit de « personnes qui sont poussées par un handicap perçu à surcompenser celui-ci dans d'autres aspects de leur vie[19] ». Ce complexe a été automatiquement associé aux hommes de petite taille. La plupart de ces derniers comblent les centimètres manquants par des comportements sociaux plus que discutables. Nous avons tous rencontré de ces hommes qui compensaient par une soif du pouvoir, par un besoin de richesse matérielle et d'acheter les gens, afin d'éviter le plus possible les refus... refus signifiant pour eux une frustration supplémentaire.

Certains de ces hommes de petite taille sont de fins manipulateurs, des renards dangereux à fréquenter. Depuis leur plus jeune âge, ils ont dû peaufiner des techniques pour éviter l'abandon, l'intimidation, le rejet et l'humiliation. Ainsi, ils sont devenus redoutables dans l'art de se faire valoir, de primer dans un groupe, de démontrer leur savoir, leur intelligence, de se croire supérieurs, faut-il le préciser. Donc, pour eux, tous les coups sont permis. Cela dit, les hommes de petite taille ne sont pas tous des manipulateurs harceleurs. Plusieurs ont développé leur estime personnelle et n'ont gardé aucune frustration. Toutefois, ceux qui manipulent sont sans pitié. Malheureusement, plusieurs parmi eux sont également les auteurs de harcèlement sexuel, croyant pouvoir acheter toutes les proies qu'ils choisissent.

Harcèlement sexuel
Il existe aussi des causes à la source du harcèlement sexuel. La première et non la moindre est certainement l'**obsession sexuelle**. Les pulsions sexuelles de plusieurs harceleurs

---

19. https://fr.wikipedia.org/wiki/Complexe_de_Napol%C3%A9on.

dépassent l'entendement. Un rien déclenche leur besoin de sexe : un chemisier décolleté, une robe moulante, des jambes effilées, un parfum, une coiffure, un rouge à lèvres, peu importe. Ils voient et sentent les hormones féminines où que se porte leur regard. Ce type de harceleur ne fera pas nécessairement du chantage en échange de faveurs sexuelles. Cependant, il tentera d'approcher les femmes, de les toucher un peu plus chaque jour. Il fera des blagues déplacées et mettra tout en œuvre pour arriver à ses fins.

Il ne cherche pas à se cacher de son intérêt démesuré pour les femmes, bien au contraire. Il se targue plutôt d'aimer et d'apprécier la beauté et la féminité. Ses avances seront un peu voilées, ses commentaires légèrement flatteurs, et ses insinuations tempérées passeront sans trop de soucis. Pourtant, un jour viendra où il poussera le bouchon un peu plus loin, un peu trop loin, et nous comprendrons alors qu'il s'agit bien là de harcèlement sexuel.

Nous avons déjà eu vent que certains clients, au cours de rendez-vous téléphoniques, questionnaient l'employée sur sa tenue vestimentaire, sur son conjoint, sur sa propre vie intime, plaçant cette femme dans une situation très embarrassante. Bien qu'ils soient surprenants et déstabilisants lorsque nous avons développé un lien d'amitié et une certaine ouverture sur notre vie autre que professionnelle, leur limite n'est pas simple à établir. C'est ainsi que nous nous retrouvons coincées, un peu malgré nous, dans une situation délicate.

Le dépendant au sexe ne fera pas obligatoirement des avances claires, parfois oui, mais pas toujours. Toutefois, ses commentaires suggestifs et répétitifs sont bien du harcèlement. Soyons assurées qu'il agit ainsi avec toutes les femmes qu'il a dans sa ligne de mire. Très souvent, avec eux, une simple mise au point suffit pour qu'ils s'acharnent sur une autre qui pourra peut-être accepter leur jeu, car pour eux, ce n'est vraiment qu'un jeu. Si cela fonctionne, tant mieux, sinon, ce n'est pas plus grave que cela, et ils iront voir ailleurs.

Aujourd'hui, encore trop d'hommes voient la femme comme un objet sexuel, rien d'autre. Le **mépris pour les femmes** se voit beaucoup dans des fonctions où on retrouve en majorité des mâles — parce que c'est ce qu'ils sont dans ce contexte précis — qui se croient obligés de harceler les femmes, allant même jusqu'à l'agression physique. Les quelques machistes qui grouillent dans ces milieux où l'homme est maître et roi nourrissent une piètre opinion des femmes de manière générale. À première vue, il semble qu'ils veulent leur faire payer leur intrusion dans un milieu masculin en imposant leur virilité. Ensuite, pour eux, l'intimidation et le harcèlement sexuel semblent n'être qu'un divertissement, car, à leurs yeux, la femme ne vaut rien d'autre qu'une « partie de jambes en l'air ». Dans la tête d'un homme qui méprise les femmes, celles-ci n'ont aucune autre fonction que celle d'obéir au sexe supérieur et d'être ainsi un jouet.

Le problème du mépris pour la femme semble plus ancré dans les secteurs où existe une forte concentration de travailleurs masculins. Pourtant, nous retrouvons dans tous les milieux du travail des hommes qui croient qu'une femme ne sert à rien d'autre qu'à assouvir leurs bas instincts. Les raisons de cette mésestime sont multiples et peuvent venir de frustrations liées à la mère ou d'une mauvaise expérience avec une amoureuse, peu importe. Cela peut aussi être lié à l'éducation religieuse, où la femme avait un rôle de second plan, ou encore à des idées arrêtées sur le fait qu'une femme doit rester à la maison, servir son homme et s'occuper des enfants. Ne soyons pas prudes en feignant que certains de ces êtres n'existent plus. Malheureusement pour nous, il s'en trouve encore beaucoup trop.

Pour ces détraqués, la femme n'est qu'une marchandise échangeable et à leurs yeux, elle mérite le harcèlement sexuel. Elle n'avait qu'à se vêtir autrement, ou mieux, elle devrait rester chez elle. En fait, le mépris féminin englobe la misogynie, la frustration et l'obsession sexuelle.

Tout comme pour les femmes, l'**abus de pouvoir** est l'une des raisons du harcèlement sexuel. Cette cause concorde avec les statistiques apportées précédemment où bon nombre de victimes occupent des postes contractuels ou sont dans une situation financière précaire, en famille monoparentale ou en détresse psychologique. Nous comprenons que la lâcheté masculine peut aller très loin. Le collègue ou le patron utilise les privilèges que lui procurent ses fonctions pour pratiquer du chantage sexuel, sachant que sa victime n'a pas beaucoup d'autre choix que de travailler.

Certains hommes iront même jusqu'à harceler plusieurs femmes à la fois. Pour eux, il s'agit d'une pratique courante, sans scrupule, qui ne vise qu'à démontrer leur statut de décideur ou de supérieur hiérarchique dans le but de gérer une carrière féminine à coups de menaces et de chantage. Bien des femmes se sont vu refuser des emplois pour lesquels elles avaient toutes les compétences et l'expérience requises simplement parce qu'elles n'avaient pas cédé aux pressions sexuelles de leur harceleur. Le pouvoir et l'argent deviennent des enjeux cruciaux dans les relations professionnelles hommes-femmes.

Bien que tous les milieux professionnels soient à risque, nous ne pouvons nier le fait que dans les domaines où le paraître, l'argent et le pouvoir sont le nerf de la guerre, le harcèlement sexuel peut être toléré par les décideurs, ou camouflé par les collègues et même par les victimes. Malheureusement, la loi d'omerta existe partout.

Le **manque de confiance en soi** est à la base de bien des agressions et des maux. Il est ainsi présent chez bon nombre d'hommes ; si certains en sont conscients et se soignent, d'autres ne savent pas comment prononcer ces mots, donc encore moins en exprimer le sens. En spiritualité, nous disons que les êtres inconscients peuvent devenir dangereux pour l'entourage. Cette affirmation prend tout son sens dans la mesure où l'inconscience mène à des actes de harcèlement.

Il n'est pas rare que ces harceleurs vivent une relation matrimoniale castrante, un régime de dictature dans la vie privée, se sentant, du même coup, frustrés d'être contrôlés. Nous savons que les enfants reproduisent ce qu'ils ont subi. Or, les adultes inconscients se vengent sur les autres. Ainsi, il arrive souvent qu'un harceleur manipulateur sexuel soit un agneau à la maison en raison d'un régime matriarcal sévère. Le manque d'estime personnelle peut devenir une raison valable pour un inconscient de s'acharner sur une collègue de travail, allant jusqu'à la rendre malade. À l'origine de cette attitude, il y a clairement l'esprit de vengeance sur une femme par rapport à ce que lui a fait subir... une autre femme. Ce qu'il ne se permet pas de manifester à la maison, il l'exprime sur le lieu de travail. Cette autre femme est très souvent sa mère.

Bien des hommes exercent de la pression sexuelle sur leurs collègues ou leurs employées en lien (de manière inconsciente) avec la relation maternelle tortueuse, toxique, difficilement explicable afin de se venger. Il arrive que les mères aient une telle emprise sur leurs fils qu'ils en restent de petits garçons en leur présence, mais exposés à d'autres femmes ces hommes se transforment en monstres sexuels exprimant un manque de virilité dans une incapacité à assumer leur molesse devant leur mère. Si, de manière générale, les autres femmes sont des moins que rien à leurs yeux, en revanche, les mères-reines savent garder leur main de fer sur leur progéniture mâle.

Histoire commune... pour illustrer

L'histoire de Gloria débute avec son embauche par une directrice générale qui quittait ses fonctions pour prendre sa retraite alors qu'une plus jeune était pressentie pour reprendre le flambeau. Au service de l'entreprise depuis huit années, celle-ci attendait l'heure pour prendre la place de la dirigeante et, déjà, elle n'éprouvait pas tellement d'empathie pour Gloria. Cette dernière sentait un vent de menaces de la part de la prédestinée. Il y avait cinq femmes au sein de l'entreprise et l'atmosphère de travail était bien établie. Le contrôle qui y régnait ne laissait aucune place à la créativité, encore moins à Gloria qui avait un tempérament solide.

Dès l'entrée en fonction de la nouvelle directrice, les choses commencèrent à changer. Celle-ci surveilla à la loupe l'horaire de travail de Gloria. D'un autre côté, la secrétaire chercha à se lier d'amitié avec elle. Durant deux mois, la nouvelle amie de Gloria l'interrogea sur ses états d'âme, sur les problèmes qu'elles éprouvaient avec la nouvelle directrice et autres. Si Gloria n'était pas bavarde, sa nouvelle amie ne manquait pas d'aller puiser l'information, n'hésitant pas à s'asseoir devant elle dans son bureau.

Quelques semaines passèrent et Gloria sentit un malaise qui devint de plus en plus palpable au sein de l'équipe. Même si elle interrogea la secrétaire, elle n'obtint aucune information concrète. De toute évidence, sa nouvelle amie esquivait ou mentait carrément. L'hypocrisie se lisait sur son visage ; Gloria commença à comprendre que sa situation devenait de plus en plus précaire.

Le harcèlement débuta, car on tentait de la prendre en défaut chaque fois qu'elle préparait un dossier, qu'elle rédigeait un article ou qu'elle parlait à un client. La matrone venait investiguer dans le bureau de Gloria pour vérifier son emploi du temps. Elle l'obligeait à cesser de travailler sur tel dossier pour en prendre un autre. Elle ne manquait pas de la faire sentir incompétente et aimait semer le stress dans l'équipe de travail. Son insécurité était palpable et l'abus de pouvoir qu'elle exerçait maintenant était total.

Si les autres employées répondaient à toutes ses attentes et fonctionnaient au doigt et à l'œil, Gloria se rebutait en faisant les choses à sa manière. Elle connaissait parfaitement son métier et savait de quelle façon gérer ses dossiers. Et puis, d'un jour à l'autre, la jeune femme ne voulut plus aller au travail.

Les dimanches soir étaient synonymes d'une angoisse incroyable et chaque semaine ressemblait à un fossé qui se creusait de plus en plus.

Quelques semaines avant d'obtenir sa permanence, la jeune directrice convoqua Gloria dans son bureau pour la remercier de ses services en lui disant que jamais elles n'allaient pouvoir s'entendre. Évidemment, la dernière arrivée en profita pour exprimer ce qu'elle avait sur le cœur en n'omettant pas de dénoncer le complot et la petitesse de leur attitude conjointement avec la secrétaire.

À la sortie du bureau, Gloria ne manqua pas d'adresser quelques mots de mépris à l'amie hypocrite qui ne manqua pas de lui dire : « Je n'avais pas le choix, je devais choisir mon camp : ou je te défendais et je perdais mon emploi, ou je me rangeais de son côté en lui rapportant tout. »

CHAPITRE 5

Sommes-nous conscients des effets néfastes sur la santé?

Notre inconscient est si puissant qu'il occulte bien des maux, des malaises, des inconforts qui peuvent nous conduire parfois jusqu'à la détresse. Bien que notre intuition, ou notre instinct, nous avertit que quelque chose d'anormal se passe autour de nous, nous faisons souvent la sourde oreille. Par la suite, notre mental intervient, cherchant à nous démontrer que la situation à laquelle nous sommes confrontés n'est pas saine pour notre développement et la réalisation de notre être. Mais puisque nous avons beaucoup à penser et à gérer au quotidien, nous déplaçons ce signal sous la pile en nous disant: «Nous verrons cela plus tard.»

Une fois la petite voix intérieure ignorée, le mental oublié à travers de nombreux dossiers, que reste-t-il pour nous prévenir d'un danger imminent? Le corps. C'est ainsi que des malaises physiques viennent envahir notre corps. Au début, les douleurs peuvent se manifester sporadiquement, mais si nous ne comprenons toujours pas, ces dernières viendront nous visiter de manière plus intense et plus fréquente. Mais encore là, puisque nous sommes habitués à gérer des problèmes physiques, nous continuons jusqu'à ce que tout éclate à l'intérieur de nous.

Nous ne sommes pas sans savoir que lorsque nous parlons de santé, cela inclut également la santé psychologique, et non pas seulement la santé physique. Et nous sommes nombreux à refuser de consulter un thérapeute ou un psychologue lorsque nous perdons pied, croyant que nous pourrons nous en sortir seuls, jusqu'à ce qu'une maladie grave nous frappe. Là, nous n'avons plus le choix. Il serait pourtant souhaitable de faire ce choix en traitant dès le départ ce qui commence à gruger notre mental.

De quels sujets parlons-nous avec notre famille?

Habituellement, nous commençons à parler de l'atmosphère au travail avec les membres de notre famille : notre conjoint, nos parents, nos frères et sœurs. Le premier sur la liste est certainement le conjoint qui s'intéresse, en principe, à notre quotidien. Lorsqu'il s'agit de harcèlement moral, il est tout à fait normal que nous soyons en confiance pour aborder le sujet avec lui, mais nous passons souvent sous silence le harcèlement sexuel en raison de la honte que nous ressentons. Il va sans dire que la peur de la réaction de notre conjoint représente un frein considérable dans la mesure où nous voulons à tout prix conserver notre emploi.

Très peu de femmes parlent du harcèlement sexuel, comme nous avons pu le constater avec l'affaire Weinstein. La suite a été fracassante, car le tollé terminé, les victimes de différents pays et milieux professionnels se sont levées pour dénoncer cette pratique trop courante et régie par la loi d'omerta. Ainsi, le harcèlement sexuel n'est que très peu dénoncé, c'est, sans doute, une des nombreuses raisons qui expliquent que les femmes tolèrent davantage cette forme de harcèlement. Non seulement la peur de perdre son emploi est à l'origine du silence, mais également la honte, la culpabilité... comme si elles étaient responsables des déviances de certains hommes.

De manière générale, lorsque nous sommes la cible d'un manipulateur, nous avons tendance à confier plus facilement notre inquiétude et nos malaises. Le fait d'extérioriser permet de nommer le problème, de comprendre que quelque chose ne va pas bien ou n'est pas normal. De ce partage, nous avons deux options : soit nous agissons rapidement en considérant la gravité de la situation, soit le bienfait ressenti en racontant notre quotidien néfaste nous satisfait et nous y restons, le sentant un peu plus « normal » d'un jour à l'autre.

Lorsqu'un de nos parents nous contacte, de quels sujets parlons-nous ? Lorsque nous prenons un verre avec un membre de notre famille, que racontons-nous ? Au retour du travail à la maison, quelles discussions animent nos échanges avec notre conjoint ? Nous parlons de celui ou de celle qui s'acharne sur nous au travail et de ses dernières frasques. Ses récents affronts deviennent, au fil des semaines et des mois, notre sujet de prédilection.

Raconter à répétition à qui veut bien l'entendre présente un danger, celui de nous conforter dans une situation qui devrait être modifiée, ajustée, corrigée. Le fait d'en parler régulièrement et sans cesse rend-il plus acceptable le harcèlement ou le bitchage ? Plus nous évoquons un sujet, plus il fait partie de notre quotidien, et c'est à se demander de quoi nous parlerons lorsque la situation sera réglée. Il arrive ainsi que certaines victimes deviennent leurs problèmes. Elles s'identifient à leur bourreau et à leurs conditions de vie.

Nous devons considérer que dès que nous parlons de la même problématique depuis plus d'un mois, si rien n'a jamais été résolu, trouver une solution devient urgent, sinon c'est notre santé qui écopera. La vie nous éprouve à travers des situations sur lesquelles nous n'avons aucun pouvoir, comme la mort, les accidents graves, etc. Mais au sujet des événements qu'il nous est possible de modifier, faisons valoir notre droit et considérons attentivement la nécessité d'ajuster le cours de notre vie.

Plus un sujet est récurrent, plus il nous tracasse et plus il devient malsain. Cela est un indice clair que quelque chose ne va pas, et la suite peut facilement être anticipée si rien ne change. Notre moral ne pourra remonter et la situation ne changera certainement pas comme par magie. Nous avons tort de croire que le fait de ne pas agir arrangera les choses, au contraire, nous installons une dynamique qu'il sera difficile de corriger par la suite. Nous devons, de toutes nos forces, de toute notre volonté, refuser de nous asseoir sur la chaise de la victime, sans quoi nous laisserons le manipulateur prendre du pouvoir sur nous.

Partager avec notre famille le harcèlement que nous subissons est une bonne chose, mais il faut par la suite agir pour recadrer les gens, pour casser les relations malsaines, pour repositionner les événements à la place qui nous convient davantage. Tout comme les autres membres de l'équipe, nous sommes aussi responsables de l'atmosphère de travail.

Cherchons-nous des solutions auprès de nos amis ?

Parallèlement à nos conversations avec notre famille, nous cherchons aussi des pistes de solution auprès de nos amis. Ainsi, ils deviennent, eux aussi, des témoins de notre malheur. Nous racontons à nouveau notre souffrance et nous attendons d'eux des solutions miracles. Toutefois, avons-nous remarqué que certains amis se sont éloignés de nous durant ces moments troubles ? La raison en est fort simple. Non seulement ils ne peuvent pas agir pour nous, mais ils sont certainement fatigués d'entendre nos mêmes litanies.

Évidemment, lorsque nous vivons du harcèlement, nous devenons très fragiles, car le manipulateur gruge notre énergie quotidienne, ce qui est complètement volontaire de sa part. C'est ainsi qu'il arrive à nous affaiblir en nous discréditant sans relâche. Ici, nous pouvons établir une comparaison fort simple, mais combien efficace ! Bien que nous ne donnions qu'un petit coup de marteau chaque jour sur la tête d'un clou, après une semaine ou deux, le clou sera complètement enfoncé. Il en va de même avec le harcèlement. Il s'agit d'un petit coup sur notre confiance en nous, sur notre estime personnelle, sur nos compétences, sur notre expertise, sur notre crédibilité envers nos collègues et notre supérieur immédiat : après quelques mois, nous serons, nous aussi, bien enfoncés, que nous le voulions ou non.

Lorsque notre sujet de conversation n'est limité qu'à l'atmosphère malsaine dans laquelle nous travaillons, nos amis finissent par fuir notre présence, ce qui a comme résultat l'isolement, qui peut aller parfois jusqu'à la paranoïa. Au fond, notre but ultime n'est-il pas de chercher de l'aide en demandant l'avis de notre entourage ? Si certains peuvent nous apporter des idées ou nous proposer des solutions à partir de leurs expériences personnelles, tant mieux, mais gardons à l'esprit que ce n'est pas une règle absolue. Plusieurs ne savent que faire de cette situation qui nous taraude, surtout s'ils ne l'ont jamais vécue. Ils ne sont pas nous, ils ne sont pas à notre place et ne peuvent comprendre tous les enjeux inhérents à notre réalité.

Il va sans dire que, à force de parler de notre problématique à notre entourage, nous sommes constamment habités, même à l'extérieur du travail, par notre dure réalité. Elle colle telle une deuxième peau sur notre corps.

Comment nous sentons-nous le dimanche soir?

Si nous croyons que les agressions ne se vivent qu'au bureau, détrompons-nous, car non seulement elles nous suivent dans notre vie conjugale, familiale et sociale, mais de plus nous nous couchons et nous nous levons avec elles. D'une semaine à l'autre, d'un mois à l'autre, comme nous sommes heureux le jeudi venu, ce jeudi qui annonce la fin d'une semaine de travail ! D'ailleurs, dès le mercredi, en fin de journée, nous commençons à respirer mieux, car nous sentons que le supplice achève. Il en reste moins devant que derrière. Puis, le vendredi matin, c'est le cœur plus léger que nous rentrons au bureau.

Dès le repas du vendredi soir, nous arrosons d'alcool la fin d'une autre pénible semaine, le tout accompagné de mets festifs, à l'image d'un repas de fête. Après tout, nous l'avons bien mérité. C'est le week-end du bonheur : nous tentons de ne penser à rien d'autre qu'à la joie d'être avec ceux que nous aimons. Nous vivons ces deux jours dans une sorte d'euphorie qui peut ressembler à une semaine de vacances dans le Sud. Nous vaquons à nos occupations, nous faisons nos courses. Le quotidien n'a jamais semblé aussi alléchant et excitant, car nous vivons au maximum ces heures de liberté, à l'extérieur de notre prison professionnelle.

Mais voilà qu'arrive le dimanche soir. Dernier repas avant de retrouver notre agresseur, avant de nous sentir à nouveau traqués pour cinq jours consécutifs. Notre moral est à peu près bon jusqu'à l'heure fatidique, celle d'aller au lit. Lorsque la lampe de chevet s'éteint, notre angoisse vient nous rendre visite. C'est le début d'une longue nuit d'insomnie pendant laquelle nous anticipons le lundi, ce désastreux lundi. Nos nombreuses tâches, entremêlées de pointes méchantes, de stress par-dessus l'épaule, de regards insistants sur notre corps ou d'allusions déplacées, nous troublent profondément.

Bien que nous tentions de trouver le sommeil à tout prix, notre esprit s'agite, notre cœur bat la chamade, et voici que les scénarios les plus puissants, les plus noirs viennent gruger notre nuit du dimanche. Malgré notre volonté de nous en sortir, nous ne voyons pas de solutions à ce problème permanent, totalement récurrent. Dans un premier temps, nous repassons toutes les agressions verbales subies la semaine précédente. Nous réécrivons l'histoire dans notre tête, nous tentons de la modifier pour la rendre plus acceptable, moins déprimante. Nous cherchons des excuses, des explications, des solutions, mais nos émotions nous transportent dans la fabulation et l'imaginaire.

Nous commençons à penser à tous ceux qui nous en veulent, à l'équipe au complet qui est contre nous, car on parle dans notre dos, et nous en arrivons même à nous sentir mal pour une collègue qui a vécu ou qui vit la même chose que nous. Puis, c'est une histoire réelle, mélangée à de la fabulation, qui devient lourde dans notre tête et qui paralyse notre corps. Enfin arrive dans notre esprit la semaine qui débutera le lendemain, et notre imagination nous fait plaisir en créant de toutes pièces des échanges musclés entre le manipulateur et nous. Bien évidemment, ces discussions imaginaires ne règlent aucunement les problèmes réels.

C'est ainsi que nous passons notre dernière nuit de liberté à rouler sur nous-mêmes, grugés par l'angoisse de devoir retourner à l'abattoir dès que le réveil sonnera. Ces quelques heures de sommeil, qui ne tiennent qu'à un fil, se dégradent d'une semaine à l'autre en s'égrainant au fil des jours. Plus la situation s'aggrave au bureau, moins nous trouvons le sommeil et plus notre santé décline. En peu de temps, nos soirées de la semaine commencent à ressembler à nos dimanches soir.

Quels sujets occupent nos pensées quotidiennes?

Une situation est malsaine lorsqu'elle gruge notre énergie et qu'elle détruit notre joie de vivre. Quand une relation ou une situation ne convient pas à notre être, à notre personnalité, à nos valeurs, elle nous envahit et prend tout l'espace de notre mental. Peu importe nos activités, nos loisirs, nos obligations familiales, ce malaise nous suit, nous poursuit. Nous nous couchons avec ce problème, nous en rêvons et nous nous réveillons avec lui.

Au début, nous serons tentés de faire taire ces pensées négatives en engourdissant la problématique ou en nous changeant les idées. Nous avons certainement expérimenté l'idée de faire comme si cela n'existait pas. Nous sommes submergés, mais nous le nions. Que nous soyons au bureau, à la maison, en vacances, en week-end avec des amis, ce poids nous suit jusqu'à ce que nous soyons habitués par sa présence. Nous en venons à l'accepter : après tout, cela fait partie de notre quotidien. Nous le tolérons déjà depuis plusieurs mois, alors pourquoi ne pas continuer à le supporter ?

Même si certains jours nous arrivons à nous convaincre que tout va mieux, que ce n'est pas aussi grave que nous le pensons, que notre harceleur s'est calmé ou qu'il semble plus doux avec nous, il reste, malgré tout, que nous pensons constamment à cette situation. Elle nous habite encore et encore. Que nous soyons mal à l'aise devant le problème ou rassurés par la venue de jours meilleurs, elle nous hante, qu'on le veuille ou pas. Et puis, sommes-nous conscients de l'énergie que nous devons déployer pour nous convaincre que tout va mieux ? Combien d'heures dans une semaine sont nécessaires pour mater notre mental afin de le dresser pour qu'il enregistre que tout va bien, que ça va mieux ?

Pourtant, même si nous avons réussi ce tour de force de sentir vraiment que la situation va mieux, que les différentes attaques sont plus acceptables, moins virulentes, moins fréquentes, notre instinct continue de nous dire que quelque chose ne va pas. Certains jours, nous parvenons même à nous dire que tout cela n'est qu'un rêve et que la situation est presque normale, car nous ne sommes sans doute pas les seuls à la vivre. En effet, l'entente ne peut être parfaite entre tous et les différences de caractère peuvent et doivent se manifester, même en milieu de travail. Nous arrivons presque à excuser notre tyran en nous convainquant que, lui aussi, il peut être stressé, après tout, et que c'est la pression qui le rend aussi exécrable. Parmi les victimes, plusieurs traversent cette période, que nous pouvons qualifier de «raisonnement rassurant», en trouvant des prétextes acceptables pour expliquer les raisons d'un tel comportement à leur égard.

Parfois, des raisons valables et réelles viennent expliquer le harcèlement. Par contre, il arrive également que nous ne sachions pas du tout pourquoi on s'acharne sur nous. Puisque nous détestons nager en pleine mer remplie d'inconnus, nous avons ce besoin presque vital de trouver une explication rationnelle à toute chose. Alors, si nous ne comprenons pas les raisons du dénigrement dans l'acharnement, nous les forgerons et il nous sera ainsi plus facile d'accepter l'inacceptable. Le stress a bon dos et nous aimons bien l'utiliser pour justifier un motif, tant pour nous que pour les autres. Pourtant, que nous soyons convaincus ou non qu'il s'agit uniquement de stress de la part de notre agresseur, cela ne change rien à la situation; c'est nous et nous seuls qui sommes victimes de ses malveillances.

À bien y penser, le stress n'est pas vécu par le harceleur, mais bien par le harcelé. C'est nous qui subissons le stress d'être ainsi agressés, poursuivis sans cesse jusque dans le cyberespace afin que nous n'oubliions pas que nous sommes traqués.

Il y a aussi, parmi nous, les personnes qui arrivent à croire, simplement à force d'autopersuasion, qu'elles sont responsables de ce qu'elles vivent. Le mot « responsable », utilisé ainsi, prend une autre signification, à savoir que nous endossons une part de responsabilité en tolérant d'être harcelés. La responsabilité dont nous croyons être à l'origine vient tout simplement du fait que nous nous convainquons que ce qui nous arrive est de notre faute, et cela est faux.

Si nous subissons du harcèlement sexuel, psychologique ou du bitchage, soyons assurés que ce n'est pas de notre faute. Par contre, il est de notre totale et entière responsabilité d'accepter ou de refuser un tel traitement. La différence est notable et importante. N'oublions jamais que c'est nous, et nous seuls, qui sommes maîtres de notre vie. C'est à nous de décider si nous voulons ou pas endurer le harcèlement.

Dans la mesure où le manipulateur nous a convaincus que c'est nous qui sommes coupables et responsables du traitement qu'il nous réserve, que pouvons-nous faire d'autre que d'accepter notre sort, puisqu'après tout nous sommes les artisans de notre malheur ? Cela est un aperçu de ce que nous pouvons faire croire à notre mental afin de déformer la réalité. Mais pour en arriver à de telles conclusions, pour donner un sens à ce qui n'en a pas, nous devons passer nos jours et nos nuits à ne penser qu'à la problématique.

Si certains jours nous arrivons à nous persuader que tout va plutôt bien, c'est que nous sommes beaucoup plus atteints que nous le croyons. Le jour où nous parvenons à donner du sens au harcèlement jusqu'à nous le rendre acceptable, c'est que nous avons vraiment besoin d'aide. Voilà un des signaux qui nous indiquent que nous avons vraisemblablement dépassé la limite d'un équilibre mental sain. Il est possible que nous ayons excédé la période de temps nécessaire pour réagir à cette situation malsaine qui nous détruit, mais sachons qu'il n'est jamais trop tard pour arrêter le processus de dénigrement. Toutefois, n'oublions pas que le plus tôt est le mieux pour nous y opposer.

Ressentons-nous de nouvelles douleurs physiques?

Une fois que le mental a été bien dompté et que la situation nous semble acceptable, ou du moins tolérable, pour des raisons qui nous paraissent valables, comme les revenus ou l'avancement professionnel, c'est alors notre corps qui prendra le relais. Même si nous arrivons à calmer ses douleurs à l'aide de la médecine ou de certains traitements, le problème sera toujours présent si nous ne travaillons pas à la source du mal. Engourdir les maux dure un temps. Si nous refusons d'agir sur la cause, la douleur persistera encore et encore.

Nous sommes nombreux à croire qu'une situation de harcèlement ou de bitchage peut affecter la santé physique, mais lorsque de nouveaux malaises apparaissent, nous ne voulons pas établir le lien entre les deux ou, tout simplement, nous n'y pensons pas. Souvent, nous ne voyons d'autre choix que celui de rester dans la situation dans laquelle nous sommes. Puisque nous nous en convainquons petit à petit, nous ne voyons pas d'issue possible pour nous soustraire à ce harcèlement qui a détruit notre santé mentale et qui s'attaque maintenant à notre santé physique.

Qu'allons-nous faire? Nous tenterons d'abord de calmer nos douleurs par tous les moyens offerts par la médecine, y compris les antidépresseurs, car nous devons garder notre travail en dépit de l'atmosphère détestable qui y règne. Encore une fois, nous cherchons à faire comprendre à notre corps qu'il doit continuer envers et contre tout. Ainsi donc, malgré les migraines, les douleurs aux genoux, à l'épaule, les brûlures d'estomac, les maux de dos et bien d'autres, nous poursuivons notre travail.

Alors que nous prenons soin de notre maison, de notre véhicule, de nos biens, nous sommes en revanche très peu attentifs aux besoins de notre corps. Malgré les rhumes, les grippes, les infections de toutes sortes, nous assumons coûte que coûte nos responsabilités professionnelles. Avons-nous été témoins de la présence d'un collègue au travail entre ses traitements de chimiothérapie ? Certainement, et il croit qu'il sera mieux avec ses collègues plutôt que seul à la maison, ce que nous pouvons admettre. Pourtant, ce qu'il refuse de comprendre, c'est qu'il a sans doute besoin d'être seul pour réfléchir à sa maladie qui lui parle, qui lui signale que des changements doivent être apportés dans sa vie.

Lorsque nous sommes victimes de harcèlement, nous rendre au travail ne nous fait aucun bien, au contraire. Alors, nous prenons des jours de congé. Nous commençons à manquer une journée par semaine, puis deux et, finalement, nous nous retrouvons en arrêt de travail pour une période indéfinie. Entre-temps, nos douleurs physiques ne s'estompent pas, car nous passons une partie de notre temps libre à anticiper mentalement le jour où nous devrons retourner travailler.

Puis, entre cela, nous consultons les médecins, les spécialistes, les professionnels de la médecine naturelle, pour finalement aller voir un thérapeute. Mais est-ce bien nécessaire de nous rendre malades à ce point? La santé psychique et physique, une fois affaiblie, ne répond pas aussi facilement et rapidement que nous le souhaiterions aux différents traitements proposés. Avant d'en arriver là, il serait bien de comprendre que des mesures doivent être prises avant que notre corps nous empêche d'avancer. Il nous faut mettre un terme à cette destruction que nous acceptons.

Lorsque les symptômes se manifestent au début de la crise, pourquoi ne pas comprendre que la maladie nous obligera tôt ou tard à choisir notre santé ou notre emploi, au lieu de nous convaincre que nous n'avons pas le choix? Notre santé nous poussera, quoi qu'il arrive, à faire ce choix, même si cela est difficile. Souvent, les options ne sont pas trop alléchantes, c'est vrai, mais il y a toujours au moins deux possibilités, ne serait-ce que de dire « oui » ou « non ».

Le harcèlement sous toutes ses formes rend malade. Ne doutons pas de cela, car les conséquences peuvent coûter encore plus cher qu'un emploi, qu'une carrière ou qu'un revenu. Plusieurs d'entre nous n'ont pas été en mesure de regagner le marché du travail après le passage de la maladie dans leur vie, maladie causée par le harcèlement, l'intimidation et le bitchage. Bien sûr, nous devons travailler, mais pas en payant le prix fort du déclin de notre santé psychique et physique.

Histoire commune... pour illustrer

Kim était employée d'une entreprise de services publics depuis quinze ans. Son cheminement de carrière lui avait permis d'obtenir une promotion au service du développement. Motivée, enchantée et prête à relever de nouveaux défis, elle sympathisa avec ses collègues de travail dès son arrivée. Elle entreprit ses nouvelles fonctions tout en suivant en même temps le programme de formation donné par Suzie. Cette dernière l'encourageait, la félicitait de ce changement qui s'annonçait prometteur, car Kim traversait une période difficile: elle poursuivait son combat contre un cancer.

Quelques semaines plus tard, Kim proposa d'organiser un lunch, ce qui suscita l'intérêt de la plupart des membres de l'équipe. Arrivée devant le bureau de Zoé, qu'elle convia à se joindre au groupe, elle lui offrit de confirmer sa présence. Celle-ci la toisa des pieds à la tête d'un air méprisant et lui lança un «NON» catégorique. «Tout le monde a ses humeurs, peut-être est-elle mal lunée», pensa Kim, sans s'en faire outre mesure. Elle se trompait, car c'était là le prélude à ce qu'elle allait subir pendant deux longues années, en devenant la cible d'attaques véhémentes et virulentes.

Zoé tentait systématiquement de saboter son travail. Elle la ridiculisait durant ses conversations avec ses collègues et montait la tête des autres, quitte à inventer des histoires sur le compte de Kim dans le but de la discréditer et de l'isoler. Elle déclara même fièrement qu'elle voulait son départ et qu'elle ne cesserait pas de la harceler tant qu'elle n'aurait pas eu sa peau.

Kim commença à faire de l'insomnie. Au travail, elle était constamment sur la défensive, car elle ne savait jamais quand et comment surgiraient les attaques. Lorsqu'elle baissait la garde, croyant que Zoé se calmait, cette dernière repartait de plus belle. Kim rencontra son gestionnaire qui l'écouta d'un air indifférent avant de lui répondre que c'étaient des affaires de « bonnes femmes » et qu'il n'interviendrait pas. Il était de notoriété, dans l'entreprise, qu'il favorisait Zoé en lui accordant beaucoup d'avantages et de privilèges qu'il refusait aux autres.

Kim se sentait attaquée dans tout ce qui constituait sa personnalité. Zoé ridiculisait sa façon de parler, de s'habiller, son sens de l'humour, sa taille, ses compétences, entre autres choses. En désespoir de cause, Kim s'inscrivit dans des cours de formation personnelle, en plus de consulter un psychologue chaque semaine, ce qui l'aida à garder la tête hors de l'eau. Certaines collègues lui demandaient comment elle faisait pour résister à autant de méchanceté. Kim faisait des efforts surhumains pour ne pas pleurer, en redressant les épaules, et elle encaissait les critiques de la mégère tout en espérant que ce supplice se termine enfin.

Ce fut lorsque Zoé commença à s'en prendre à Suzie, qui semblait beaucoup plus vulnérable, que Kim réalisa, avec le recul, toute l'horreur de ce qu'elle faisait endurer aux autres. C'était gratuit, bête et méchant… inhumain. Kim constata la portée des dommages psychologiques que Zoé avait causés à Suzie qui, trois ans plus tard, après une retraite prématurée en raison de son état de profonde dépression, était toujours sous médication.

Un jour, Kim retrouva Suzie en pleurs dans les toilettes, et là, elle passa du rôle de victime à celui de combattante. Animée d'une détermination farouche que rien n'aurait fait abandonner, elle monta un dossier bien étoffé et le présenta au service des ressources humaines. Lors de cette rencontre, Kim indiqua clairement que s'il n'y avait pas de correctifs d'apportés par l'entreprise, elle poursuivrait ses démarches assistée d'un avocat en droit du travail. Curieusement, le fait de devenir battante la libéra totalement de cette agression pernicieuse.

Un enquêteur externe fut embauché. Il procéda à des interrogatoires de tous les membres du service. Sur vingt personnes interrogées, dix-sept corroborèrent les déclarations de Kim. En revanche, et sans surprise, la personne concernée, son patron et sa chef d'équipe nièrent ces allégations.

Un an passa avant le dépôt du rapport de l'enquêteur. L'entreprise fut tenue par la loi d'apporter des correctifs. Kim, épuisée par ce combat, blessée au plus profond d'elle-même, décida de quitter ses fonctions.

Cinq ans plus tard, il lui est encore pénible de parler de ce calvaire. Elle sait qu'elle portera à jamais les cicatrices de cette douloureuse expérience. Chaque personne a droit au respect de sa personnalité, de ses convictions, de ses opinions et de son intégrité. Kim a appris que, dès la première attaque, on doit réagir, car l'inertie conduit à une escalade de violence psychologique dont il devient très difficile de se sortir.

CHAPITRE 6

Quelles sont les solutions à un problème récurrent?

Pour en arriver à des réponses concluantes, nous devons analyser nos valeurs profondes, notre volonté à réussir, et surtout le prix à y mettre. Nous devons comprendre la gravité et les enjeux de la situation, ainsi que tous les facteurs qui l'entourent. Une fois que les risques sont clairement définis, que nous connaissons nos détracteurs et nos alliés, une intervention rapide est de mise. Nous ne sommes pas sans savoir que deux options doivent être envisagées dès le départ: un congédiement ou un départ volontaire. Une fois cela considéré et accepté, il est plus facile d'agir, les coudées franches, et sans craindre d'avancer, puisque nous sommes préparés aux solutions extrêmes.

Selon que nous sommes victimes de harcèlement psychologique ou sexuel, de bitchage ou de cyberintimidation, notre façon de réagir devra être différente, car chaque agression n'a pas le même impact sur nous et sur notre avenir. À titre d'exemple, les écarts sexuels nécessitent une réaction que nous pouvons qualifier d'urgente, car ils affectent aussi bien notre sécurité physique que notre équilibre psychologique. Quant à la cyberintimidation, elle doit être traitée de manière différente. Nous devons peser chacun de nos mots lors de nos réponses, pour peu que nous devions absolument poursuivre la communication. Contrairement au bitchage, où il faut interagir immédiatement, en face à face, afin de briser l'élan malsain qui cherche à s'installer, dans le cyberespace, il vaut mieux garder le silence pour ne pas attiser la flamme ou, si nous préférons, pour ne pas mettre de l'huile sur le feu.

Est-ce une bonne idée d'intervenir seul?

En dehors de la cyberintimidation, où nous ne devons pas assurer de réponse, il faut agir rapidement pour toutes les autres formes d'agressions. Comme nous l'avons vu, plus nous attendons, plus le ou les bourreaux gagnent du terrain, plus ils deviennent forts et plus nous nous affaiblissons. La première interaction que nous devons initier avec notre harceleur est de dire «non» à l'abus, à un ton sec, au dénigrement, à une blague volontairement blessante, à des commentaires disgracieux qui portent atteinte à notre personnalité, à notre physique, à notre intelligence, etc.

Ce «non» signifie l'expression d'une désapprobation quant à un commentaire ou à un rictus méprisant, quant aux yeux tournés au plafond qui insinuent, sans équivoque, que nous sommes stupides. Il y a aussi les qualificatifs qui écrasent, du genre: «T'es bien con, t'es pas brillant...» Le mépris fait également partie du harcèlement. Nous devons, dès le départ, refuser qu'on nous parle de cette façon ou sur un ton que nous jugeons inacceptable. Peu importe qu'on nous traite de frustrés de l'humour, de rigides ou d'autres qualificatifs du genre, nous devons imposer le respect dès les premières rencontres.

Au moindre signe de harcèlement, une intervention seul à seul est nécessaire, car c'est la meilleure façon pour nous de démontrer notre force de caractère et notre détermination à ne pas nous laisser humilier. Dans le cas du bitchage qui s'effectue en notre absence, il est plus difficile de gérer ce harcèlement en face à face. Et si cette option est envisagée, alors il faudra absolument le faire avec des témoins qui seront, bien évidemment, de notre côté.

Si, après notre intervention, la relation malsaine persiste et que notre manipulateur ne semble pas comprendre, il est recommandé de ne pas proférer de menaces du genre : « Si tu n'arrêtes pas, je vais me plaindre à la direction… ou je vais en parler à tout le monde. » Le chantage qu'utilisent les harceleurs ne doit pas devenir notre propre mode de fonctionnement. Notre « non », notre refus, notre détermination à ne pas supporter de tels comportements, de telles paroles sont la première étape, et la dernière, vis-à-vis de notre agresseur. C'est un peu comme avec les enfants, plus nous répétons, moins nous agissons, moins ils écoutent et plus nous perdons en crédibilité. Gardons en tête qu'en plus de vouloir imposer le respect, il nous faut demeurer crédibles et forts. Dans ce type de situation, l'ambiguïté n'a pas sa place. Un « non » ne doit pas avoir l'allure ou la musique d'un « oui ». Nous ne pouvons pas accepter un jour ce que nous avons refusé la semaine précédente. Avec les manipulateurs, il ne faut jamais baisser la garde ; la vigilance est de mise à tous les instants. Il importe donc de demeurer constants et cohérents dans toutes nos interventions.

Avant d'en parler au gestionnaire, à la direction générale ou au comité du syndicat, il faut avoir tenté de discuter avec le principal intéressé, dans la mesure du possible. Nous comprenons que lorsqu'il s'agit de harcèlement sexuel, d'attouchements ou de propos à caractère sexuel, nous ne devons pas laisser la situation dégénérer en nous disant qu'il s'agit d'un égarement. Il n'en est rien. Il faut savoir que nous ne sommes pas les premières ni les dernières à qui cela arrive, d'où l'importance d'en parler le plus vite possible.

Après avoir clairement mis un frein à une première tentative, nous devons consulter une collègue en qui nous avons pleinement confiance. Puis une deuxième, et une troisième, s'il le faut. Si on nous regarde de manière étrange en niant, un questionnement s'impose. Ou ces femmes mentent par crainte de perdre leur emploi, ou elles disent une partie de vérité. Peut-être n'ont-elles jamais vécu de harcèlement, mais chose certaine, elles ont été témoins de scènes qu'elles préfèrent taire.

Ce qu'il faut savoir, c'est que les témoins sont beaucoup plus nombreux que nous le pensons, et eux aussi, par leur silence, contribuent au maintien de l'omerta. Quant à nous, dans le cas où nous choisissons de nous taire, nous en rajoutons une couche. Lorsque nous parlons des nombreuses actions possibles, nous faisons aussi allusion à cela : le silence. Ne rien dire est aussi une forme d'intervention. Revenons donc à l'intervention dans un cas de harcèlement psychologique. Nous pouvons parler lorsque l'événement se produit ou encore attendre que la poussière retombe pour y revenir plus tard lorsque le manipulateur ne s'y attend pas.

Ce qui peut être jubilatoire avec les manipulateurs, c'est de pouvoir les surprendre lorsqu'ils sont au calme et qu'ils ne voient rien venir (ce qui n'est pas si fréquent, car ils sont presque toujours aux aguets). C'est fantastique! On peut lire dans leurs yeux qu'ils sont vraiment déstabilisés malgré leurs paroles posées et se voulant rassurantes. Nous les sentons perdre pied et chercher du regard une assise pour maîtriser la situation. De manière générale, ils joueront les surpris, les innocents qui ne comprennent pas nos propos. Et pour peu que nous continuions à leur parler, très rapidement, ce que nous pourrions ressentir comme une attaque de leur part à notre égard ne sera à leurs yeux qu'une mauvaise interprétation de notre part.

Lorsque ce commentaire viendra, nous saurons que nous avons vu juste et que la flèche a atteint le cœur de la cible. Il reste à constater si la situation sera réellement corrigée dans les jours suivants. Si le harcèlement psychologique continue, il faut en parler à une personne en autorité, en imposant une date butoir pour le changement d'attitude. Tout comme pour la remise de documents, il faut toujours exiger, au cours de l'entretien avec la hiérarchie, une date de rencontre, une date de réunion, une date dans le changement de comportement, etc. Il ne faut jamais laisser une demande aussi importante, pour laquelle aucun gestionnaire n'aime intervenir, sans suivi, car nous risquons de nous faire renvoyer aux calendes grecques pendant que nous continuons à souffrir et que la situation s'envenime à nos dépens.

Pour la première étape, l'intervention seul à seul est tout à fait envisageable. Mais pour des cas plus lourds, il est préférable d'être accompagnés, afin de ne pas être accusés à tort de harcèlement. N'oublions jamais qu'un manipulateur est très fort et qu'il sait exactement quel levier activer pour mener également la direction et les autres collègues à sa guise. Toutes ses manigances sont une excellente raison pour dénoncer rapidement, pendant que nous sommes, encore, en pleine possession de nos moyens.

Pourquoi est-ce préférable d'être accompagné ?

Une fois la première étape traversée, à savoir une discussion face à face, et si la situation persiste, il est recommandé de retourner voir notre harceleur, ou le groupe de bitcheuses, afin de mettre les choses à plat, mais avec un témoin, cette fois. Il peut s'agir d'une réunion que nous avons sollicitée avec notre supérieur immédiat, afin qu'il soit le témoin de ce qui se passera. À ce moment précis, il ne faut pas hésiter à entrer dans la confrontation, si la situation l'exige. Puisque nous avons préalablement envisagé et assumé les possibles risques d'une mise à pied ou d'un départ volontaire de l'entreprise, considérons bien que nous n'avons rien à perdre, ce qui n'est pas faux. De cette manière, nous n'aurons pas tendance à vouloir ménager la chèvre et le chou. Nous jouerons le tout pour le tout et nous pourrons observer si l'agresseur est de mèche avec la direction. Cette information nous sera fort utile pour la suite des événements.

Lorsque nous sommes victimes de harcèlement ou de bitchage, au lieu de nous isoler en croyant que tout le monde nous en veut, nous devons tout d'abord nous trouver de vrais alliés. Ils seront des témoins importants lors de nos prochaines démarches. Si, dans un premier temps, nous avons su affronter seuls le harceleur, il nous faut maintenant un témoin au minimum. Nous devons penser en mode «preuves». Il s'agit donc de preuves humaines (nos alliés) et de preuves écrites (prises de notes avec dates et faits). Avec la venue du cyberespace, le harcèlement est presque toujours accompagné de cyberintimidation. Voilà de belles preuves écrites de ces faits: contenu, dates et heures.

Comme cela a été précédemment mentionné, il ne faut surtout pas répondre à la cyberintimidation. Par contre, chaque message diffamatoire ou sexiste doit être imprimé et conservé pour nos dossiers. Lors de nos correspondances avec notre détracteur, il est plus qu'important de nous relire deux fois plutôt qu'une et, surtout, de prendre quelques heures avant de répondre pour laisser redescendre la pression. Chaque phrase doit être pesée en considérant qu'aucun qualificatif ne doit être utilisé et que nous devons nous en tenir aux faits, et aux faits seulement. À la rédaction, nous devons nous assurer que le ton de la correspondance est neutre, factuel et informatif. À la relecture, il faut considérer que chaque mot peut être retenu contre nous. En relisant notre message dans cette optique, nous serons en mesure d'éliminer tout ce qui pourrait être à charge contre nous.

La cybercorrespondance, qu'il s'agisse de courriels, de réseaux sociaux ou de messages texte, est très dangereuse, car elle laisse toutes les portes ouvertes à la manifestation de frustrations, à l'analyse de mots sans intonation qui sont interprétés selon l'humeur de notre vis-à-vis ou la nôtre. Pour cette raison, il est fortement recommandé de prendre quelques heures, idéalement une journée, avant de répondre à des messages à double sens ou provenant d'un correspondant paranoïaque ou ultrasensible. De toute façon, nous devons apprendre (harcèlement ou non) à mesurer le poids de nos écrits, le sens des mots et la volonté réelle que nous avons à transmettre un message plutôt qu'un autre.

L'accompagnement dont nous avons besoin pour discuter avec notre manipulateur est également valable pour les correspondances. Il est de bon ton de placer, en CC ou en CCI (destinataire caché), pour des messages importants, des directeurs de service, des collègues impliqués dans le dossier en cours ou le gestionnaire principal, en n'oubliant pas de joindre le message reçu de la part de notre manipulateur ou de notre harceleur, afin de nous protéger lorsque nous nous retrouvons dans des situations de harcèlement. Ces témoins sont aussi importants dans nos discussions que dans nos correspondances écrites.

À partir de maintenant, toutes les preuves sont essentielles à notre protection, peu importe la situation. Durant la vague de dénonciations de harcèlement sexuel du mois d'octobre 2017, nous avons constaté l'importance de conserver des messages texte, des courriels, des messages vocaux afin de prouver nos dires. Plusieurs agresseurs dans le domaine des communications ont été tenus responsables de propos verbaux et écrits envers leurs collègues de travail.

Puisque les manipulateurs narcissiques sont aussi puissants dans tout ce qu'il y a de plus immonde, avoir des témoins devient une absolue nécessité. Aussi, si la direction de l'entreprise fait la sourde oreille, alors qu'elle a reçu plusieurs messages en CCI concernant des propos inacceptables, elle pourra aussi (selon sa place dans la hiérarchie) être tenue responsable, au même titre que l'agresseur.

Un problème peut survenir lorsque la situation perdure depuis bon nombre d'années et que nous souhaitons porter plainte. Notre crédibilité est alors ébranlée et le gestionnaire peut feindre de ne plus savoir qui est le vrai harceleur, car entretemps, nous avons peut-être alimenté des correspondances agressives dans le seul but de nous défendre. Nous avons peut-être laissé des messages vocaux discriminants par impatience ou par exaspération. Nous avons peut-être tenu des propos disgracieux par vengeance, qui ont pu être interceptés par les alliés du manipulateur. C'est pour cela que nous devons impérativement réunir nos alliés et, surtout, ne jamais supporter le dénigrement de quelque manière que ce soit.

Plus nous agissons rapidement, plus nous sommes forts. Plus nous gagnons des alliés, plus nous sommes crédibles. Être accompagnés lorsque nous dénonçons a beaucoup plus de recevabilité que si nous sommes seuls. Toutefois, nous devons nous assurer que nos accompagnateurs sont vraiment fiables et suffisamment engagés pour nous suivre sans faiblir, et ce, jusqu'à la fin du processus.

Quelle est l'utilité de travailler avec un groupe ?

Lorsque nous parlons d'un groupe, il peut s'agir d'un groupe de soutien dont nos alliés immédiats font partie, du regroupement syndical ou des membres de l'administration. Dans la plupart des situations, il est préférable d'aller au front en groupe plutôt que seul. Utilisée par la Belgique, la Bulgarie, l'Angola, la Bolivie, l'Andorre, et apparaissant sur les armes de la République d'Haïti, la devise « l'union fait la force » doit être la nôtre.

Seuls, nous pouvons certes parvenir à mener à bien notre combat, mais cela deviendra beaucoup plus laborieux et essoufflant pour nous. Nous savons que, dans notre société moderne, le mot « victime » n'a pas bonne presse. Il nous faut absolument faire partie du groupe des gagnants, des gens riches et célèbres, sinon nous tombons dans celui des perdants. Il n'y a pas de demi-mesure, d'où la popularité et la richesse des vendeurs de bonheur. Ils ont compris que pour être adulés, il faut avoir l'air heureux en permanence.

Nous comprenons facilement que le mot « victime » est à bannir complètement. Ce n'est pas sans raison qu'un animal blessé au sein d'une meute est rapidement abandonné par ses pairs, car il ralentit le troupeau et devient un poids inutile pour le reste du groupe. L'être humain n'est pas si différent de l'animal sur bien des points. C'est pourquoi il faut fuir la maladie, la dépression, la pauvreté, le chômage et tout ce qui ne brille pas dans notre société. Ainsi, admettre être victime de harcèlement sexuel, psychologique ou de bitchage représente non seulement une honte à travers le regard que nous posons sur nous-mêmes, mais nous devenons une tare aux yeux de nos pairs. Il est possible qu'on perde notre popularité, et que certains, que nous croyions être nos amis, s'éloignent, ou pire, que l'on perde totalement notre crédibilité.

Nous sommes nombreux à avoir caché la réalité du harcèlement par peur du rejet de nos pairs, ce qui retarde d'autant le processus de dénonciation. Mais lorsque nous sommes dans cette situation, nous ne voyons pas cet état de fait, car nous ne pensons qu'à notre honte, à notre culpabilité de nous retrouver dans une telle situation et nous demeurons accrochés à la peur d'aggraver notre cas, voire de perdre notre emploi.

Pourtant, c'est la façon dont nous abordons le problème qui fera toute la différence. Si nous agissons en donnant l'impression de quémander la charité, on nous regardera tel un mendiant. Mais si nous dénonçons, dès le départ, avec conviction, si nous provoquons le respect chez les autres, alors nous serons considérés comme une personne forte, volontaire et déterminée.

Nous pouvons comparer cet état d'être avec notre sentiment intérieur lorsque nous sommes à la recherche d'un emploi. Nous pouvons très bien nous présenter aux entrevues d'embauche en donnant l'impression que nous quémandons un emploi et que nous serons chanceux si notre candidature est retenue. À l'inverse, nous pouvons faire ressentir, lors de l'entrevue, que nous avons beaucoup à apporter à cet employeur et qu'il sera heureux de nous compter parmi son équipe. Ainsi, notre attitude sera très différente et notre interlocuteur le sentira dès notre poignée de main et le premier croisement de nos regards.

C'est dans cet état d'esprit positif que nous devons dénoncer, et si cela se trouve, d'autres collègues ayant vécu la même chose se joindront à nous. L'idéal est bien sûr d'être le plus nombreux possible non seulement pour donner plus de poids à nos propos, mais aussi pour avoir du soutien et de l'aide. Nous pouvons déjà commencer à former le groupe avec des collègues qui nous apprécient vraiment, avec ceux ou celles qui ont pu vivre une situation semblable, soit dans l'entreprise actuelle, soit dans une autre société, auparavant. Ces gens devraient épouser notre cause, de manière générale. Que cette démarche soit constructive ou non, il nous faut poursuivre avec les ressources humaines, puis avec les membres de la direction.

Dès que nous sentons qu'il y a des réticences, cela ne doit pas nous arrêter, bien au contraire. Cela doit nous motiver pour trouver quelqu'un d'autre qui nous appuiera sans faiblir. Il existe toujours des gens qui n'ont pas peur de se mouiller, qui croient en la justice et qui ne tolèrent pas ce genre de comportement. Très souvent, lorsque les harceleurs sont bien enracinés dans une entreprise, c'est soit que personne ne les a dénoncés, soit qu'ils possèdent beaucoup de pouvoir dans la société. Si tel est le cas, les choix sont limités : ou nous endurons, ce qui n'est vraiment pas recommandé, ou nous quittons l'entreprise avant d'y perdre notre santé physique et psychologique.

Dans la mesure où la taille de l'entreprise est importante, nous devons penser en termes de groupe afin de donner plus de poids à notre démarche, mais également afin de nous permettre de nous ressourcer grâce à l'énergie des autres qui nous appuient. Dans un cas de bitchage, c'est un peu différent. Il nous faut renverser la vapeur en déstabilisant le groupe qui nous dénigre. Contrairement à ce que nous avons tendance à faire lorsque nous sommes sous l'emprise de la manipulation, à savoir nous isoler, il nous faut toujours penser en termes de groupe, de témoins, de complices et, surtout, ne pas avoir honte d'en parler.

Mais en parler ne veut pas dire nous plaindre pour répéter sans cesse les mêmes histoires. En parler, c'est chercher des solutions et passer à l'action rapidement afin de ne pas tomber dans l'habitude de raconter pour raconter. Dans le meilleur des cas, certaines entreprises possèdent un groupe de soutien à l'intérieur de leurs équipes de travail, comme des coachs qui accompagnent des employés dans des démarches professionnelles ou en cas de difficultés. N'hésitons pas à consulter pour être à même de mieux intervenir.

Il n'existe pas une seule option, une seule démarche, une seule ligne directrice efficace pour tous. La seule information commune qui ne change pas, c'est l'urgence de dénoncer. La façon de faire, les ressources à notre disposition dépendent de l'ampleur de l'entreprise, des enjeux politiques et de bien d'autres facteurs.

Est-ce vrai qu'un recours légal est complexe?

Tout ce qui touche au domaine légal est lourd et complexe, tous litiges confondus. Nous savons que les lois sont là pour nous protéger, mais lorsque vient le temps de faire appel au système législatif, les exigences semblent démesurées et, souvent, surhumaines. Nous pouvons également présager que la durée de ces démarches est presque sans limites. Bien sûr, pendant des années, nous serons tenus en haleine et les coûts pourront largement dépasser notre budget. Il semble que les recours légaux aient été créés pour les plus tenaces, les autres abandonnant en cours de route. Il faut être déterminés pour aller jusqu'au bout. S'il semble que les lois ont été instituées pour nous protéger, la réalité est bien différente lorsque nous mettons les pieds dans l'engrenage. Nous avons la fâcheuse impression qu'elles sont là davantage pour nous décourager.

Plusieurs documentaires ont été réalisés avec des victimes de harcèlement sexuel. Pendant des années, les femmes ont subi humiliation et jugement de la part de leur agresseur, entre autres. La partie est difficile à gagner, mais cela n'est pas une raison pour cesser nos démarches et notre bataille. Avant de nous aventurer sur de telles routes, surtout sur celles de la justice, nous devons nous demander ce que nous souhaitons vraiment. Cela peut sembler évident, mais ça ne l'est pas du tout. Nous devons établir notre but, notre objectif premier, avant toute chose. La motivation n'est pas la même pour toutes. Voici quelques exemples.

- Nous voulons que justice soit rendue contre notre agresseur.
- Nous voulons que justice soit rendue pour nous.
- Nous voulons déloger notre agresseur de son emploi et entacher sa carrière.
- Nous voulons recevoir une compensation financière.
- Nous voulons humilier notre agresseur devant la justice.
- Nous voulons nous venger.

Il faut savoir que 95 % des femmes qui dénoncent le harcèlement sexuel perdent leur emploi ; nous ignorons cependant combien d'entre elles retrouvent un poste. Comme nous l'avons mentionné précédemment, les gens préfèrent, de manière générale, fermer les yeux sur les problèmes de cette gravité, et les gestionnaires, quant à eux, ne sont pas enclins à embaucher dans leur équipe une femme qui a poursuivi en cour de justice son dernier employeur ou un de ses ex-collègues.

Non seulement une poursuite judiciaire est complexe, longue et éprouvante pour notre santé physique et psychologique, mais notre carrière devient une notion difficile à envisager, à moins de démarrer notre entreprise, ce qui peut régler le problème d'être embauchées ou pas. Le but n'est pas de nous décourager, mais plutôt de poser le véritable motif de dénoncer en justice. Le faire est bien, ne pas le faire peut être bien également. Il s'agit là d'un choix par rapport à la situation vécue. Évidemment, si nous avons dénoncé, si nous avons été appuyées et s'il y a eu des sanctions satisfaisantes, à savoir que le harceleur a été mis hors d'état de nuire, dans le sens où il ne peut plus faire de tort à une autre femme, tout va bien.

Par contre, si rien n'a été réglé, si le gestionnaire continue à nier ou à couvrir son employé harceleur, il faut persister. Dans le cas où c'est l'employeur qui a harcelé, c'est plus complexe. En fait, ce sont surtout pour ces cas précis que les victimes se rendent en justice. La route est longue pour arriver à nos fins, mais si tout le monde abandonne, le harcèlement continuera de détruire des femmes, des hommes et des carrières. Il nous faut dénoncer, sans l'ombre d'un doute, mais nos motivations, nos raisons de le faire doivent être claires dans notre tête et dans notre cœur, et formulées en notre âme et conscience.

Comme cela a été indiqué précédemment, la vengeance n'est certainement pas une des meilleures solutions, car elle risque de nous coûter cher. Nous devons dénoncer avec une réelle volonté d'épargner aux autres femmes les mêmes traitements, et ce n'est que sur ce point précis que nous avons réellement du pouvoir. Nous n'avons aucun contrôle sur ce que notre abuseur tirera comme leçon, nous ne sommes pas tributaires des apprentissages de la vie que font les autres. Malgré les dommages causés par cette situation, il nous faut persister dans notre intention de faire régner la justice, tout en gardant à l'esprit que le reste ne nous appartient pas.

Concernant le harcèlement sexuel, dans la vague de dénonciations d'octobre 2017, nous avons lu les propos d'un éditeur selon lequel l'équipe de travail était très ouverte et que si certains membres de celle-ci ont été offusqués, sans doute étaient-ils plus sensibles[20]. Rappelons qu'il embrassait certaines de ses employées sur la bouche, les assoyait sur lui en leur parlant de ses performances sexuelles, et s'est même montré nu devant elles, entre autres. Sérieusement, pouvons-nous espérer de cet homme qu'il se repente ? Dans sa tête et dans son corps, surtout, rien n'a été fait de manière déplacée. Selon lui, tout dépendait du degré de sensibilité des employées. Maintenant, si nous décidons de poursuivre cet homme en justice, que pouvons-nous attendre de lui ? Certainement pas une prise de conscience ! C'est bien pour cela qu'il faut formuler clairement notre objectif réel avant de démarrer un processus légal.

Avant de nous lancer dans des procédures judiciaires, nous devons nous assurer que nous le faisons pour nous, tout d'abord, et pour les autres femmes, ensuite, qui, tout comme nous, pourraient souffrir un jour ou l'autre de harcèlement. Nous le faisons également pour éviter que cela ne se reproduise à nouveau et non par pure vengeance, au risque d'être amèrement déçues et possiblement démunies après quelques années de vaines batailles.

En résumé, tout se dénonce en justice, mais l'enjeu réel et valable doit certainement rester la vraie raison pour laquelle nous nous tournons vers la justice. Cela peut sembler étrange, mais la gravité de l'événement ne doit pas être le seul élément pour motiver une telle démarche. C'est davantage le but ultime de ce processus qui importe.

---

20. http://www.journaldemontreal.com/2017/10/20/michel-brule-reconnait-une-partie-des-faits.

Histoire commune… pour illustrer

Maria travaillait à l'extérieur de Montréal, au sein d'un important regroupement, pour le service des communications. Sa supérieure immédiate lui fit subir du harcèlement psychologique que Maria finit par dénoncer. Elle ne pouvait pas laisser son emploi, car l'importante rémunération qu'elle percevait assurait le revenu familial. De plus, Maria aimait beaucoup son travail. Elle avait du succès dans ses campagnes de communication et, de plus, elle était fort appréciée par ses collègues, par ses clients et même par les journalistes. Reconnue pour son expérience et pour son expertise, elle a été au service de cet organisme pendant dix ans et, durant deux ans, elle a été suivie par une psychologue pour cause de harcèlement psychologique.

Après sept ans d'embauche, le comportement de sa supérieure hiérarchique changea graduellement. Au début, ses remarques étaient plus subtiles jusqu'à devenir graduellement de plus en plus blessantes, du genre : « T'as intérêt à te grouiller si tu veux garder ton job… Arrête donc de te comporter comme une fonctionnaire… »

Une fois par année, la gestionnaire entreprenait des rencontres individuelles avec chacun des membres de son service. Évidemment, très nerveuse et troublée, Maria lui demandait de cesser de l'insulter et de crier après elle, car ça ne faisait que ralentir sa performance en la rendant ainsi extrêmement inquiète et beaucoup moins productive. Pour toute réponse, la gestionnaire lui rétorquait qu'elle n'avait pas le choix puisque chaque fois qu'elle ordonnait à Maria de faire le ménage de son bureau, de tout ranger, elle ne le faisait pas assez rapidement et que, de toute façon, elle ne comprenait rien. La gestionnaire répondait qu'elle n'avait d'autre option que de la malmener pour qu'elle comprenne et s'exécute.

Deux ans plus tard, alors que Maria organisait un événement de presse, la gestionnaire la convoqua dans son bureau quelques jours avant pour la menacer physiquement, imitant un fusil de ses deux doigts appuyés fortement sur sa tempe en lui disant: «T'es mieux d'avoir des journalistes pour ton événement...» Cette menace bouleversa tellement Maria qu'elle n'arriva plus ni à manger ni à dormir pendant une semaine complète.

À travers ses multiples tentatives pour que Maria remette sa démission ou pour qu'elle pose sa candidature dans d'autres services, la gestionnaire profita d'une période très achalandée pour lui annoncer qu'elle devrait changer de bureau avec une collègue qui, elle, en possédait un beaucoup plus petit que le sien. Pour ce service, le mois d'avril était une période des plus occupées. La gestionnaire profita de ce temps, que Maria n'avait pas, et du stress qu'elle vivait en accomplissant ses multiples fonctions, pour lui dire, encore une fois, de faire le ménage de son bureau, en plus de demeurer disponible, car même si le prochain jour férié arrivait, il se pouvait qu'elle déménage dans le bureau de sa collègue. Elle la tint ainsi sur les nerfs durant quatre jours en devançant et en reculant la date fatidique... qui n'est jamais venue. Maria demeura simplement dans son bureau... jusqu'à la fin de son emploi!

Un autre jour, la gestionnaire enferma Maria dans son bureau pour l'engueuler, car elle avait effectué trop d'heures supplémentaires. Bien sûr, sa porte était toujours fermée, s'assurant ainsi qu'il n'y ait pas de témoins... Des trente heures qu'elle lui accordait, Maria en avait travaillé quarante-trois, et c'était beaucoup trop selon elle. Son obsession sur les heures supplémentaires était récente, puisque chaque année cette période était toujours la plus occupée. Elle poursuivit en disant à Maria qu'elle ne comprenait pas comment elle pouvait faire autant d'heures supplémentaires, car elle n'avait pas beaucoup de travail et que personne d'autre dans le bureau n'en faisait. Il s'agissait bien sûr de mensonges, car l'horaire de Maria débordait, ainsi que celui de ses collègues.

En plus de toujours crier, la gestionnaire affichait un certain mépris envers Maria. Après avoir approuvé une liste de presse soigneusement préparée par celle-ci, la gestionnaire lui demanda, une semaine plus tard, à qui elle avait fait parvenir les invitations.

« Est-ce que ce regroupement-là a reçu une invitation ?

— Non, car ils n'étaient pas sur la liste que vous avez approuvée. »

Sur un ton agressif, la gestionnaire lui avait lancé :

« T'es vraiment une junior... et au salaire que je te paie, te rends-tu compte que tu viens de commettre une grave erreur professionnelle ? »

La veille d'un événement très important, la gestionnaire lui ordonna de ne quitter sous aucun prétexte la table de presse — ce qui est impossible lorsqu'un journaliste désire effectuer une entrevue —, de ne rien manger ni boire, pas même une goutte d'eau. Elle termina par « Tu m'entends ? ».

Maria rentra à la maison le soir, complètement épuisée et en larmes.

Même si la porte du bureau de la gestionnaire était toujours fermée, lorsqu'elle s'adressait à Maria en criant, le son traversait les murs et une collègue lui disait qu'elle devait comprendre que la supérieure vivait de grands stress. Ce à quoi Maria répondait qu'elle aussi vivait des stress et qu'elle ne criait pas après les secrétaires. D'ailleurs, à cause de la gestionnaire, tout le monde dans le bureau vivait un enfer, mais à cette époque, Maria était sa cible préférée. Cependant, avant elle, Maria savait — puisqu'elle en avait été témoin — qu'il y en avait eu plusieurs.

L'emploi de Maria étant temporaire, elle dut passer une évaluation nouvellement mise en place par le bureau d'administration. Évidemment, elle échoua, étant incapable de se concentrer. La gestionnaire la fit venir dans son bureau, cette fois pour la congédier, prétextant l'échec de son examen en lui disant que, de toute façon, elle n'accomplissait pas ses tâches correctement et qu'elle devait simplement songer à faire autre chose de sa vie.

À la suite de son licenciement, Maria apprit qu'une plainte de harcèlement psychologique avait déjà été déposée contre la gestionnaire quelques années auparavant. Elle en déposa une à son tour, mais elle perdit sa cause, car elle n'avait pas de témoins ni de micro sur elle faisant foi de son harcèlement et des crises dans son bureau. Sept des employés remirent leur démission ou firent un *burnout* à cause de la gestionnaire, ou changèrent de service, dont six femmes et un homme.

Quant à Maria, elle fut remplacée par une agence de communication, ce qui pourrait probablement expliquer le comportement hostile et cruel de la gestionnaire la poussant à bout pour que Maria remette sa démission. Quelques jours après son licenciement, Maria dut se rendre à l'urgence de l'hôpital pour une crise sévère d'arthrite dont elle n'avait jamais souffert de sa vie. Accablée de terribles souffrances et incapable de marcher, on lui injecta de la morphine aux quatre heures; elle demeura hospitalisée pendant une semaine. Son médecin l'informa qu'une telle crise résultait d'un grand bouleversement émotif. Aujourd'hui encore, Maria doit prendre des médicaments contre l'arthrite.

La dernière journée au travail de Maria fut plus que mémorable. La gestionnaire, en bonne manipulatrice, avait organisé dans son bureau un cocktail pour son départ. Puisque la matrone se distinguait pour impressionner la galerie et pour sauvegarder les apparences, elle avait souligné en grande pompe son départ. Sur sa table de travail trônaient un vin mousseux, un gâteau, des cartes de vœux et une tonne de cadeaux qui lui étaient destinés et auxquels les collègues avaient été invités à contribuer pour leur achat.

Ses collègues, au courant du harcèlement de la patronne à l'égard de Maria, étaient visiblement mal à l'aise. C'était totalement surréel! Sourires crispés, ils étaient témoins du coup de théâtre, du dernier acte surnommé « La Farce » et mis en scène par la reine de l'hypocrisie. La consolation de Maria vint beaucoup plus tard, lorsqu'elle apprit que sa tortionnaire avait été mutée dans un service où elle ne gérait plus de personnel. Ainsi, elle ne ferait plus d'autres victimes.

CHAPITRE 7

De quelle manière reprendre une vie normale après les agressions ?

Tout au long de cet ouvrage, nous avons pu constater à quel point les manipulateurs contrôlants narcissiques abuseurs de pouvoir sont nocifs pour notre santé physique et psychologique. Quelle que soit la durée du harcèlement, nous en ressortons ébranlés, traumatisés, et passablement abîmés. La manipulation fait des ravages où que ce soit, dans le milieu de travail aussi bien que dans la vie personnelle. Femmes battues par des maris violents, hommes manipulés et trahis par des femmes contrôlantes, la vie à deux, dans laquelle l'abus psychologique ou physique déguisé sous forme d'amour s'immisce, détruit tout autant. Pour peu que des enfants soient issus de cette union, il devient difficile de quitter notre foyer. Et encore plus lorsque notre revenu annuel est en jeu et que nous sommes seuls avec nos enfants.

Par ailleurs, les dégâts causés sont comparables, qu'ils soient issus de la vie privée ou de la vie professionnelle. Nous devons surmonter les épreuves coûte que coûte après nous être refait une santé physique et psychologique. Ce n'est pas toujours évident, car nous restons si profondément marqués que chaque événement que nous pourrons associer à du harcèlement nous fera frémir jusqu'à nous mener vers une inquiétude, voire une angoisse certaine. Nous pouvons également revivre les étapes difficiles du passé jusqu'à en éprouver des malaises physiques. Pourtant, il nous faudra apprendre à nous reconstruire, à retrouver confiance en nous, à reprendre le collier à la mesure de nos capacités afin de ne pas laisser les éléments extérieurs dicter notre vie. N'oublions jamais que tout est là, autour de nous, pour nous aider : des gens, des outils, des professionnels. À nous de les utiliser sans honte. Par la suite, il faut laisser le temps faire son œuvre afin que nos blessures cicatrisent.

Comment retrouver confiance en soi ?

Selon l'étendue de la période pendant laquelle le harcèlement a duré, notre confiance en nous sera abîmée, très abîmée, voire complètement détruite. Le manipulateur aura si bien fait son travail que son dénigrement, enduré pendant plusieurs mois, voire quelques années, aura tôt fait de supprimer toute lumière dans nos yeux et dans notre âme. Que pouvons-nous faire lorsque des mois, des années de sabotage nous ont fragilisés à un point tel que nous avons régulièrement et bien trop souvent la larme facile, que nous doutons de tout, de tous, et particulièrement de nous, et que notre opinion sur nous-mêmes ne ressemble qu'à un ramassis de découragement et de perte totale ?

Il est impératif de trouver au moins une personne qui croit en nous, que ce soit un ami, un conjoint, un parent, peu importe, quelqu'un qui nous appuiera durant les périodes de doute, périodes qui pourront se prolonger même lorsque nous penserons aller mieux. Afin d'accélérer notre remise sur pied, il est fortement recommandé de consulter un spécialiste de la santé mentale, qu'il soit psychologue ou thérapeute, quelqu'un en qui nous avons confiance. Plutôt que d'économiser en réduisant le nombre de séances par mois, pensons davantage à économiser sur les sorties ou les soins de beauté pendant le moment du traitement, s'il le faut. Nous devons apprendre à gérer nos priorités ; notre santé physique et psychologique passe avant tout le reste.

Arrêt de travail

Si nous sommes en arrêt de travail, il ne faut surtout pas vivre dans le passé en ruminant les scènes dégradantes que nous avons subies et en tentant de réécrire mentalement l'histoire. Durant tant d'années, nous avons vécu avec le problème, le stress et l'angoisse des débuts de semaine après les week-ends d'accalmie. Nous sommes en arrêt de travail parce que nous avons trop accumulé, parce que nous avons cru pouvoir nous en sortir tout seuls. Nous nous sommes fait violence pour nous rendre à notre travail jusqu'à épuisement moral et physique.

Pour retrouver confiance en nous, nous devons procéder par étapes. La première est de vivre dans le moment présent. Nous ne devons sous aucun prétexte ruminer notre passé. L'heure est à la détente, à la déprogrammation de tous nos mécanismes néfastes. Le repos est de mise pour rattraper les heures de sommeil perdues durant la descente aux enfers.

Nous ne devons pas hésiter à prendre des produits naturels, entre autres, pour adoucir nos nuits de sommeil. Chaque jour, il nous faut pratiquer un sport ou la marche, faire une activité qui nous plaît afin de retrouver peu à peu le goût de vivre. Goûtons aux bienfaits de la marche en solitaire, qui est l'un des meilleurs moyens, sans frais, menant vers la méditation de manière inconsciente, en plus d'être une excellente activité physique. Ce peut aussi être du jogging, mais toujours à notre rythme.

Selon la personnalité de chacun, nous devons privilégier soit la solitude, soit une présence. Pour retrouver confiance en nous, il faut absolument penser à nous et cela ne nous arrive pas de l'extérieur, mais de l'intérieur. L'extérieur n'est là que pour nous soutenir, nous écouter, nous conseiller, mais tout le reste est initié par nous, par notre capacité à penser à nous.

Il nous faut donc éviter le plus possible de vivre dans la culpabilité, de nourrir le sentiment de honte ou de faiblesse. Ce que nous avons vécu est derrière nous. Gardons à l'esprit que la guérison viendra en temps et lieu. Nous ne pouvons pas espérer aller mieux la semaine suivant notre arrêt de travail. Cette période doit être vécue sans jugement de notre part. Nous en avons suffisamment subi jusqu'à ce jour, il est inutile d'en rajouter une couche. Nous devons être tolérants et aimants envers nous-mêmes.

Durant des mois, voire des années, nous avons été sous l'emprise d'un manipulateur qui a réussi à nous démolir et à anéantir notre estime personnelle. Il nous a fait croire que tout ce qui nous arrivait quotidiennement était de notre faute. Il n'est donc pas étonnant de ressentir de la culpabilité, de la honte et toute la charge de responsabilité lorsque nous sommes en arrêt de travail. Au fond de nous, nous croyons que tout est de notre faute et que ce qui arrive, nous le méritons. Afin de contrer ce regard que nous posons sur nous, il faut provoquer des situations où nous serons fiers de nous. La moindre réussite, si minime soit-elle, doit être perçue comme un immense succès.

Nous devons être patients quant à notre guérison. Rome ne s'est pas construite en un jour. L'idée, maintenant, est de renverser la vapeur afin de ne plus être dépendants de l'opinion que les autres ont de nous et de nous accorder l'importance que nous avons réellement. Afin d'y parvenir, nous devrons nous rebrancher avec notre moi intérieur tout en nous déconnectant de l'extérieur. En d'autres mots, recentrons-nous sur nous avec notre cœur, notre âme, notre essence profonde en laissant monter, sans jugement, sans réticence, ce qui se présente à nous. Les pleurs, la colère, la rage, le découragement sont quelques-uns des passages que nous devons accepter de vivre. Tenter d'escamoter ces étapes serait une grave erreur, car ce qui ne se vit pas au moment présent ne s'efface pas, au contraire. Cela s'accumule pour ressortir des mois ou des années plus tard. Avant de vouloir guérir, nous devons extirper de notre corps, de notre tête et de notre cœur les agressions vécues, d'où la nécessité de consulter un spécialiste afin de recevoir un encadrement, une marche à suivre dans notre cheminement vers la reconstruction.

Évidemment, nous ne devons pas anticiper un retour au travail, même si cela doit se produire dans le futur, car toute tentative d'aller mieux sera vaine. Il nous faut demeurer dans le moment présent, sans nous projeter dans l'avenir, car qui sait, il se peut que nous décidions de ne pas retourner travailler une fois guéris. Nous devons laisser les portes grandes ouvertes à toutes les éventualités et revenir constamment à l'instant présent, sans nous questionner.

Tant et aussi longtemps que nous ne retrouverons pas suffisamment confiance en nous, il est inutile, voire nuisible, de nous poser ces questions :

- Retournerons-nous travailler ?
- Déposerons-nous plainte ?
- À quel moment l'emprise a-t-elle été la plus forte ?
- Quelles sont les raisons de cette expérience ?
- Aurions-nous pu en parler avant ? Et avec qui ?
- Quelle est notre part de responsabilité dans le harcèlement ?
- Étions-nous trop affaiblis pour percevoir la manipulation ?

Toutes ces questions devront être placées sous la pile de dossiers pour être considérées en temps et lieu, c'est-à-dire après le rétablissement.

Est-ce que la vie à deux sera comme avant ?

Durant les années où nous avons vécu les agressions, il est tout à fait normal que la qualité de notre vie de couple se soit détériorée à cause de notre déséquilibre émotionnel et physique. Nous n'étions plus la même personne, nous avons été absorbés, anéantis par les problèmes, les agressions, les peurs, la honte, la culpabilité et l'angoisse. Il va de soi que nos relations interpersonnelles en ont souffert. Notre personnalité ayant été fortement altérée, il est normal que nos interventions le soient tout autant. Évidemment, notre partenaire de vie sera le premier à vivre ces changements. Malgré sa compréhension et son empathie, il constatera son impuissance face à cette situation, ce qui peut l'amener à prendre ses distances, ne sachant pas ou plus que faire.

Aussi, nous avons certainement perdu des amis en cours de route, tandis que d'autres sont encore et toujours là, près de nous (par chance). Cependant, au plus profond de nous, nous savons que les relations qui ont le plus souffert sont d'abord celles qui nous lient à nous-mêmes, puis celles avec notre partenaire amoureux. Parfois, la distance est bien installée et, selon notre état de santé psychologique, il peut être particulièrement difficile de poursuivre notre relation sur de nouvelles bases. Nous devons reconnaître que cette expérience nous a profondément changés; nous ne serons plus les mêmes, c'est certain. Nos valeurs seront modifiées, notre santé psychologique et possiblement notre santé physique seront affaiblies, et assurément que notre regard sur la vie aura pris un coup de vieux.

Harcèlement psychologique et bitchage
Selon la durée de cette période ingrate, la vie de couple sera plus ou moins affectée. Le défi est de nous reconstruire, puis de reconstruire notre relation. Évidemment, nous comprenons que nous avons du pouvoir sur nous, mais pas sur les autres. Ainsi, selon le fossé qui s'est creusé entre les deux partenaires, auquel s'ajoute la volonté de chacun de vivre

ensemble, les embûches seront plus ou moins difficiles à surmonter. Même si l'autre a compris qu'il était impuissant devant notre situation, il est, malgré tout, peut-être resté tout près de nous avec patience et amour. D'autres auront sans doute emprunté la voie de la fuite, créant ainsi une distance dans la relation. Nous ne sommes pas responsables de la réaction d'autrui.

Puisqu'aucune expérience de ce genre n'a traversé notre vie auparavant, nous sommes marqués au fer rouge. Nous ne serons plus les mêmes, nous ne penserons plus comme avant, car le harcèlement a abîmé notre état d'esprit, notre mental. Il a ébranlé et secoué nos fondations, nos certitudes, notre éducation, notre personnalité. Nous devons considérer que les manipulateurs, bien qu'ils ne soient pas intelligents, sont en revanche très puissants et dangereux.

Si la période de destruction a anéanti tout notre être, après celle de la guérison, il est possible que nous soyons plus forts qu'auparavant, car nous aurons pris le temps de nous reconstruire, d'où l'importance de guérir complètement avant de reprendre le travail. Notre niveau de tolérance s'est, sans doute, modifié, et il est possible que ce que nous acceptions avant les agressions ne passe plus du tout à l'avenir.

Il arrive très souvent que ce genre d'expérience agisse sur nous tel le décès d'un être cher. Les expériences nous font cheminer, nous permettent de grandir (même lorsqu'elles sont ingrates et horribles), modulant notre naïveté et notre trop grande tolérance ou douceur. D'autres fois, les expériences de la vie viennent briser un caractère trop fort, trop dur. Il s'agit ici d'une analyse et non d'un jugement pour savoir si cela est bon ou mauvais. Nous sommes simplement dans un constat afin d'expliquer qu'il y aura forcément une modification de notre être une fois la situation de harcèlement terminée. En fait, nous pouvons dire qu'il y avait une vie avant et qu'il y aura une vie après.

Est-ce que la vie à deux sera comme avant ? La réponse est non, puisque nous aurons changé, tout comme notre partenaire qui se sera également adapté à notre état d'esprit durant la crise. Ou bien il sera plus distant, ce qui peut être facilement récupérable, ou bien, s'il s'est trop éloigné, il ne sera peut-être plus dans la relation. Voulons-nous investir de manière nouvelle dans cette union ? Chacun doit prendre position quant à la réalité d'une vie à deux différente.

Harcèlement sexuel

L'étape « après le harcèlement sexuel » est beaucoup plus complexe à gérer, car non seulement notre âme a été blessée et atteinte, mais c'est aussi le cas pour notre corps, notre sexualité, notre féminité et notre relation avec les hommes, de manière générale. De plus, plusieurs d'entre nous ont été victimes d'inceste, ce qui va forcément ouvrir de nouvelles blessures. Notre passé nous rattrape en un temps record et il est fort possible que nous revivions exactement les mêmes émotions que celles que nous avions vécues à l'enfance. Ce parcours de vie révoltant n'est pas simple à guérir, car il nous ramène toujours à la case de départ : l'absence de respect de l'autre pour notre corps, notre âme, notre féminité et notre sexualité.

Bien sûr, nous pouvons parler de différents niveaux de gravité dans les agressions, mais si nous devons garder un élément, un seul, en mémoire, c'est qu'il s'agit de gestes, de paroles ou d'écrits pour lesquels nous n'avons pas donné notre consentement. Évidemment, s'il s'agit d'un viol physique, la vie sexuelle et la relation avec les hommes seront altérées pour toujours. Il est certain que la vie à deux ne sera plus jamais la même... plus jamais. Le regard que nous poserons sur notre corps sera entaché. Nous ressentirons de la honte d'avoir été touchées sans autorisation, sans consentement ni respect. Nous avons été traitées comme un objet, comme un jouet qu'on prend et qu'on jette après utilisation.

Nous aurons été au centre d'un chantage : notre corps contre une promotion. C'est bien là le pire moyen de diminuer une femme que de la ramener au sexe, alors que ses expériences professionnelles, ses compétences et ses expertises doivent être les seuls enjeux à considérer. Lorsque nous sommes rabaissées ainsi, que nous sommes identifiées à quelque chose qui devrait être beau, comme la sexualité, et que le manipulateur a bientôt fait d'abuser de ce corps pour assouvir ses bas instincts, pour abuser de son pouvoir, de son argent, pour acheter le sexe féminin, nous ne pouvons plus être comme avant. Ce regard immonde que le pervers pose sur nous détruit notre sexualité, notre vie à deux, notre estime personnelle.

Pour reconstruire une vie de couple, il faudra du temps, beaucoup de temps, de la patience, des consultations et un amoureux patient et délicat avec nous. Notre relation avec les hommes sera changée pour un très long moment, le temps de nous remettre, de la meilleure façon possible, de cette expérience dévastatrice. Nous comprenons que plus longue aura été la période d'abus, plus longue sera la guérison. Si nous avons caché cette situation à notre conjoint, il faudra regagner cette confiance entre nous et nous accorder un pardon réciproque. Si, au début du harcèlement, nous avons gardé le secret de notre quotidien, nous ressentirons à nouveau la colère vécue dès les premières manifestations, puis la culpabilité de ne pas en avoir parlé plus tôt, en plus du sentiment de honte. Il nous faudra être patientes et accepter les changements qui découleront de cette expérience traumatisante.

Pourrons-nous retourner sur le marché du travail?

Même si, sur le plan financier, la période est difficile, si nous ne sommes pas suffisamment solides, suffisamment rétablis pour nous lancer dans une recherche d'emploi, il est recommandé de prendre le temps de bien guérir, sinon les conséquences peuvent être pires que les soucis financiers. Il sera difficile de convaincre un employeur de nous faire confiance, car notre fragilité sera apparente et facilement repérable. Non seulement nous risquons de n'être pas choisies, mais, de surcroît, cela nous fera un revers de plus à essuyer et à endurer. Si nous n'allons pas bien, nous n'avons pas à nous infliger une épreuve supplémentaire.

Plusieurs parmi nous ne pourront plus regagner une équipe de travail au sein d'une entreprise dans le sens traditionnel du terme. C'est ainsi que bien des femmes ont démarré leur entreprise en devenant soit travailleuses autonomes, soit en créant une entreprise qui embauche du personnel. Il est possible que nous ne puissions plus faire confiance à un employeur ou à des collègues de travail, selon la durée et l'intensité des agressions subies. Selon la profondeur de la blessure, la sensibilité de chacune et l'appui de l'entourage, les périodes de guérison seront différentes et le taux de réussite, variable.

Si nous avons vécu du harcèlement psychologique ou du bitchage de la part d'une gestionnaire, nous refuserons de travailler à nouveau pour une femme, le temps de guérir complètement. Nous chercherons davantage un homme comme employeur. D'ailleurs, en Ontario, en mars 2012, un sondage a été publié révélant que :

Chez les femmes

- 45 % préfèrent un patron ;
- 15 % préfèrent une patronne ;
- 42 % sont indifférentes.

Chez les hommes

- 31 % préfèrent un patron ;
- 21 % préfèrent une patronne ;
- 49 % sont indifférents[21].

Nous sommes plusieurs à avoir été maltraitées par une gestionnaire qui a abusé de son pouvoir pour nous harceler. Ces gestionnaires se sentent très souvent menacées par les compétences de certaines de leurs pairs et sont prêtes à tout pour les détruire. Lorsque nous sommes passées par ce régime de harcèlement, la dernière chose que nous souhaitons faire est de travailler à nouveau pour et avec une femme.

Quant aux victimes de harcèlement sexuel, elles choisiront davantage de travailler avec une femme comme gestionnaire,

---

21. SAINT-LAURENT, Marthe. *Choisir la solidarité féminine*, Les Éditions Québec-Livres, Montréal, 2016.

afin de ne plus vivre ce type d'agression. Nous placerons notre confiance en une autre femme qui peut-être, tout comme nous, a vécu une expérience semblable. Nous pensons qu'elle sera solidaire tout en nous assurant que le harcèlement sexuel ne sera plus notre quotidien. Si nous avons vécu le harcèlement sexuel de la part d'un collègue, alors nous serons, de manière générale, beaucoup plus méfiantes et vigilantes dans nos relations professionnelles avec les hommes.

En fait, selon le type d'agression subi, nous irons d'instinct dans le sens opposé. Par exemple, si nous avons été victimes de bitchage, nous serons à la recherche d'un emploi où les équipes de travail sont majoritairement masculines.

Après l'arrêt de travail
Reprendre nos fonctions après un arrêt de travail n'est jamais simple. Si la situation à l'interne n'a pas changé, si le patron, si les collègues, enfin, si nos bourreaux sont toujours à leur poste, il nous sera très difficile d'envisager un retour sain et durable. Évidemment, si le manipulateur a reçu un avertissement disciplinaire ou une sanction, les choses peuvent être différentes, mais nous ne devons pas oublier qu'il sera difficile de ne pas « retomber » dans les anciens pièges qui ont duré souvent des années. Il n'est pas simple d'imaginer que l'atmosphère sera différente de celle du passé, mais ce n'est pas impossible. Pourtant, pour qu'un changement s'opère au sein d'une dynamique relationnelle, il est préférable qu'il y ait une modification physique, c'est-à-dire un retrait ou un déplacement de service.

Donner simplement un avertissement à un employé pour qu'il adopte une attitude irréprochable avec la menace d'une sanction plus grave ne semble pas suffisant pour qu'il modifie son comportement. Il faut un travail plus en profondeur et une réelle volonté de changer, soit avec l'aide d'une thérapie, soit avec une sanction aussi forte qu'une mise à pied et encore, cela risque de n'être pas suffisant. Selon la pathologie, déplacer le manipulateur est synonyme de déplacer le problème. Ainsi, il y a fort à parier qu'il continuera son manège avec une autre victime.

Il apparaît clair que reprendre notre emploi, si rien n'a été modifié à l'interne, n'est pas une solution à privilégier, voire à envisager. Il est préférable de penser à trouver un autre emploi, avec de nouveaux collègues, afin de repartir à zéro. Évidemment, ce n'est pas toujours évident. Pourtant, cela vaut mieux que de revivre à nouveau des agressions. Sachons que la deuxième chute est souvent la dernière. Nous ne pouvons abîmer notre santé mentale et physique de la sorte à répétition. Il arrive un moment où notre esprit n'en peut plus. Lorsque nous aurons recouvré notre santé et nos forces, il sera vraiment plus sage d'envisager de trouver un nouvel emploi ou de démarrer notre propre entreprise.

Travailleurs autonomes

Nous croyons, à tort, que les travailleurs autonomes, ceux qui sont à forfait, ne vivront pas d'agressions parce qu'ils ne sont pas à l'intérieur d'une équipe de travail ou, s'ils le sont, ce sera pour une période limitée. En octobre 2017, nous avons vu et entendu des artistes, tous milieux culturels confondus, dénoncer le harcèlement sexuel. Ces femmes, et même des hommes, ont été victimes de chantage à caractère sexuel pour obtenir ou pour conserver un contrat.

Évidemment, plusieurs se taisent, car elles ne veulent pas être brûlées au sein de l'industrie. Celles qui dénoncent le font souvent au prix de leur carrière. Comment envisager un retour au travail lorsque nous sommes à forfait ? En fait, nous devons considérer la situation comme si nous étions employées, en favorisant des gestionnaires féminines, par exemple, si nous avons été victimes de harcèlement sexuel.

Il va sans dire qu'être notre propre employeur pose un défi supplémentaire. Que faire avec un client harceleur lorsqu'il est notre « vache à lait » ? Pas simple, n'est-ce pas ? Toutefois, nous devons garder le cap sur l'essentiel : nous, notre intégrité, le respect qu'on doit nous porter. Notre considération de la situation aura une grande importance dans la suite des événements. Si nous croyons et si nous nourrissons l'idée que ce client ou ce contrat est indispensable, voire obligatoire, qu'il est la raison d'être de notre carrière ou de notre succès, nous ne verrons pas d'autres issues. Nous devons rester centrées sur le fait que nous vivions et que nous avions du travail avant ce client ou ce contrat.

Autorisons-nous à voir plus grand, ou simplement différemment, et ayons la certitude que ce client n'est pas indispensable, qu'un autre saura nous respecter. Nous ne devons, sous aucune considération, sous aucun prétexte, accepter de l'abus. Gardons la tête haute et pensons à l'importance dans notre vie de notre santé psychologique, physique et de notre intégrité. Gardons la foi que des clients formidables existent et ne supportons pas des traitements immondes pour la popularité et la gloire, deux éléments bien éphémères.

Après avoir dénoncé

Rechercher un emploi après avoir dénoncé est complexe, car, souvent, cette démarche que nous avons entreprise nous poursuit. Évidemment, il devient beaucoup plus difficile de fournir nos références, surtout si notre ex-employeur était notre harceleur. Que répondre à la question du recruteur : « Pourquoi avez-vous quitté votre emploi précédent ? » Plusieurs vont favoriser un pieux mensonge ou une vérité retravaillée. Dans un cas comme dans l'autre, n'oublions pas que la vérité finit toujours par se savoir et, à ce moment, la sanction risque de faire plus mal que d'avouer maintenant ce qui nous est réellement arrivé. Nous ne sommes pas sans savoir que notre honnêteté risque de nous faire passer à côté de bien des emplois, très peu d'employeurs aimant les employés qui se tiennent debout et qui dénoncent les injustices qu'ils ont subies.

Par contre, nous devons poser notre regard d'une manière différente, car l'honnêteté finit toujours par payer. Si on nous refuse un emploi parce que nous avons été honnêtes en avouant notre mauvaise expérience, c'est possiblement que nous n'avons pas à travailler pour cet employeur. Cette question reste délicate, il n'y a pas de règle précise. En effet, plusieurs diront que nous ne devons pas tout raconter, tout dire, et que la situation vécue dans le passé ne concerne pas notre employeur potentiel, et cela est valable également. Peut-être n'existe-t-il pas de bonne réponse, mais il y a simplement des personnalités différentes. Certaines préfèrent être transparentes et assumer les conséquences, tandis que d'autres choisissent de ne pas tout dévoiler, de peur que cela leur fasse du tort.

Quoi qu'il en soit, il est préférable de nous interroger sur les enjeux réels (non pas ceux que nous imaginons dans notre tête) à être complètement honnêtes plutôt que de maquiller la vérité. Quelles sont les chances pour qu'un employeur éventuel découvre la vérité ? Pourrait-il avoir de l'empathie pour nous et, ainsi, nous protéger ? Nous pouvons consulter, à cet effet, un professionnel en recherche d'emploi afin de nous présenter, bien préparés, aux entrevues de manière détendue et adéquate.

Reprendre une vie normale, c'est possible dans la mesure où nous envisageons que la normalité s'est modifiée depuis les agressions. Bien que nous ayons changé, et sachant que nous ne serons plus jamais les mêmes, il n'est pas utopique d'envisager de refaire notre vie de façon équilibrée. Nos blessures et nos cicatrices font partie de notre être, de qui nous sommes, mais nous savons que nous ne pouvons pas traverser la vie sans heurts, c'est humainement impossible. Dans ce contexte, il nous faut regarder vers l'avant et avancer avec notre bagage en transformant la colère et la révolte qui nous ont habités en force et en solidité.

Le traumatisme est-il permanent ?

Nous n'avons pas tort de parler de traumatisme, car le harcèlement fait partie des blessures qui peuvent détruire jusqu'à notre âme. Pour certaines victimes, leur vie sera à jamais entachée par cette expérience dévastatrice, surtout s'il s'agit de harcèlement sexuel. Comme nous l'avons déjà mentionné, ces agressions détruisent le corps et la vie sexuelle d'une femme. Le traumatisme sera permanent, même si bon nombre de femmes apprennent à vivre avec cette réalité. Elles ne guériront jamais complètement, l'agression les ayant marquées au fer rouge. Leur relation avec les hommes ne sera plus la même, tout comme leur sexualité, et leur image en aura pris un sérieux coup. Plusieurs témoignages démontrent ainsi que le harcèlement sexuel — et c'est pire lorsqu'il s'agit d'une agression sexuelle — laisse des traces indélébiles.

Nous devons comprendre que, selon la gravité de l'agression, l'expérience restera bien ancrée dans la mémoire, mais nous savons aussi que l'intensité de la douleur, du contrecoup, diminuera au fil des années. Pourtant, pour peu que nous nous retrouvions face à une situation similaire, la mémoire et les émotions referont surface et nous réaliserons que rien n'est effacé, même si nous ne ressentons plus les séquelles de l'agression au quotidien.

Nous pouvons guérir, mais il restera toujours, de manière plus ou moins précise et intense, l'empreinte des moments douloureux liés à une situation donnée. Sur cela, nous n'avons pas de pouvoir. Nous ne pouvons gommer notre vécu, anéantir nos expériences. Nous devons apprendre à vivre avec les événements de notre passé. Peu importe nos croyances ou ce qu'il nous en coûte, afin de survivre au harcèlement, il faut comprendre que tout a un sens, que rien n'est inutile. Lorsque nous sommes dans la douleur, la colère et la frustration, nous ne pouvons ni le percevoir ni le concevoir. Nous devons donc laisser du temps au temps afin qu'il fasse son œuvre, afin de mieux intégrer ce que nous avons vécu. Est-ce simple ? Non. Est-ce nécessaire ? Oui.

Histoire commune… pour illustrer

Depuis neuf mois, Josiane était très heureuse dans son premier emploi en tant qu'adjointe juridique pour un avocat. Le bureau de son patron était à même la résidence familiale. Un jour, l'avocat est rentré vers 15 h d'une longue réunion bien arrosée avec des clients. Il s'est dirigé dans son bureau en saluant son adjointe.

Puis, à la demande de son patron, l'adjointe lui a apporté un dossier dans son bureau. C'est à ce moment que l'avocat s'est levé et, alors que Josiane croyait qu'il se dirigeait vers la bibliothèque, il n'a fait ni une ni deux, s'avançant plutôt vers elle, la faisant ainsi reculer vers le mur jusqu'à ce qu'elle soit immobilisée et coincée. C'est à ce moment qu'il a tenté de l'embrasser. Son haleine empestait l'alcool, il cherchait les lèvres de Josiane qui tentait de le ramener à la raison en lui rappelant qu'il était marié et qu'il serait très bientôt père de famille.

À ce moment, l'avocat lui a répondu : « Justement, depuis sept mois, je n'ai eu aucun contact physique… Tu es tellement belle et ça fait si longtemps que j'ai envie de toi. Allez, laisse-toi faire ! » Complètement paniquée, Josiane est parvenue à s'échapper de l'emprise de son patron pour courir à son bureau et pouvoir, ainsi, appeler son amoureux à sa rescousse. C'est à ce moment précis que son patron a compris l'erreur incroyable qu'il venait de commettre. Il a eu beau tenter de calmer son employée en s'excusant, le mal était fait, et Josiane était terrorisée. Après l'appel au secours à son amoureux, elle s'est enfermée dans la

Comment se protéger contre le bitchage et le harcèlement

salle de bain jusqu'à l'arrivée de celui-ci. Même si elle a entendu une porte se refermer, elle a choisi de demeurer cachée, ne sachant pas si l'avocat avait réellement quitté le bureau.

Lorsqu'elle a perçu la voix de son conjoint, elle est sortie de son refuge de fortune pour ramasser ses effets personnels. Elle n'a plus jamais remis les pieds dans ce bureau. Même si Josiane intellectualisait le fait qu'elle n'était pas responsable de cette situation, les sentiments de culpabilité et de honte l'ont hantée longtemps. Son travail de cheminement, afin de reconnaître et d'admettre la vérité des faits, lui a fait comprendre qu'elle n'était aucunement responsable des gestes posés par son patron. C'est ainsi qu'elle a cessé de porter le poids de cet acte.

Quelques jours plus tard, Josiane a déposé une plainte contre cet avocat pour harcèlement sexuel. Mais que faire par la suite avec toutes ses émotions et une peur incroyable au ventre de retourner dans un environnement de travail avec des hommes? Durant les jours qui ont suivi, la jeune femme a traversé plusieurs étapes de stress, de colère, de tristesse, de confusion, à travers des *flash-back* de l'événement. Elle devait se rassurer que c'était seulement un retour en arrière, et non pas la réalité dans le moment présent. L'événement traumatisant était terminé et elle y avait survécu.

Josiane répétait régulièrement une phrase, tel un mantra, afin d'intégrer sa réalité: «Je me sens [paniquée, effrayée, submergée, etc.] parce que je me souviens de cet événement traumatique, mais en regardant autour de moi, je peux voir que je ne suis pas au bureau de l'avocat présentement, et que je ne suis pas réellement en danger.»

Après une période d'isolation, enfermée à la maison, repliée sur elle-même tel un fœtus, à fuir dans le sommeil, elle a compris qu'elle devait à nouveau retourner sur le marché du travail. C'est ainsi qu'elle a pris la décision de travailler uniquement pour et avec des femmes. Il ne lui a fallu que quelques semaines pour obtenir un travail dans le bureau d'une avocate.

Durant l'entrevue d'embauche, à la question : « Pourquoi avez-vous quitté votre emploi ? », Josiane a hésité à dire la vérité. Une grande confusion s'est installée entre l'honnêteté et la protection. Dire la vérité et ne pas obtenir le poste, ou présenter une réponse convenable pour ne pas effrayer ? Après quelques secondes de silence, Josiane a regardé la femme droit dans les yeux pour lui raconter toute la vérité. L'avocate l'a remerciée pour son honnêteté, elle l'a félicitée pour son courage, puis lui a annoncé son embauche.

Pendant plusieurs années, l'avocate a apporté une aide précieuse à sa nouvelle adjointe par l'écoute, l'empathie et les échanges. Pour la première fois, Josiane goûtait à la puissance de la solidarité féminine. Elles ont appris à se connaître, à se reconnaître dans le respect mutuel, et le simple regard de l'avocate rassurait Josiane. C'est ainsi qu'elle a compris et intégré que la seule obligation qu'elle avait était envers elle-même dans le processus de sa guérison.

Les jours où Josiane se sentait en forme, sa patronne lui permettait d'assister aux rendez-vous avec les clients ou aux rencontres avec les avocats. Petit à petit, elle a repris confiance en elle. En dehors des réunions professionnelles, elle devait réapprendre également à faire confiance aux hommes... même en cas de facultés affaiblies. Certains avocats ont contribué à cette reconstruction par leurs propos respectueux et par des gestes appropriés, malgré l'alcool consommé.

Josiane a appris des techniques de respiration et d'ancrage, à l'aide de coaching, entre autres, pour diminuer son niveau de stress lorsqu'elle ne se sentait pas bien, lorsqu'elle était envahie par la peur face à un homme, ou encore lorsque les souvenirs et les émotions difficiles la submergeaient. Elle se répétait des affirmations positives pour s'aider à se rebrancher sur son sentiment de confiance. « Je suis forte... Je ne méritais pas cela... Je reprends mon pouvoir personnel... Je guéris chaque jour de plus en plus, etc. »

Josiane a appris à être patiente avec elle-même. Il faut du temps pour avancer. Les guérisons, qu'elles soient physiques, émotionnelles ou psychologiques, ne sont pas simples à atteindre et cela ne peut pas se faire en une journée. Tout ce cheminement, à la suite de son expérience, lui a fait prendre conscience de ses capacités, de ses besoins, de ce qui était bon pour elle, pour son corps, pour son cœur et son esprit.

Josiane n'a pas hésité à avoir recours à de l'aide professionnelle, ce qui lui a permis d'exprimer ses pensées et ses sentiments dans un contexte neutre, sans censure ni jugement. En plus des consultations, elle a tenu durant des années un journal intime qui lui permettait de suivre son cheminement et de constater les améliorations de son état de santé.

Josiane conclut : « Le harcèlement sexuel, ou tout autre type d'agression, est un acte de pouvoir et même si mon harceleur en a eu sur moi pendant un moment, j'ai toujours refusé de lui en donner davantage, car j'ai choisi de reprendre mon pouvoir. »

Conclusion

La rédaction de cet ouvrage s'est effectuée avant et pendant la tourmente d'octobre 2017 où les allégations de harcèlement sexuel et de viol contre le producteur de cinéma Harvey Weinstein ont été le début d'une série de dénonciations au Canada et en France, entre autres. Nous avons pu constater, une fois de plus, que l'argent, le pouvoir et le sexe ne font pas bon ménage. Certains hommes de pouvoir ne trouvent aucune limite dans l'humiliation féminine.

Nous avons malheureusement constaté que trop de femmes sont prêtes à tout pour réussir leur carrière. Certaines ont été prises par surprise et n'ont su que faire, tandis que plusieurs ont assumé leur intégrité en changeant de profession. L'omerta était présente il y a quelques décennies et malheureusement, elle l'est toujours. Pouvons-nous espérer que cette vague de dénonciations aura réveillé les esprits et les consciences, et qu'elle bloquera la propagation de l'abus de pouvoir? Ces dénonciations en masse sont un message clair du ras-le-bol contre le harcèlement sexuel et le viol et contre le déséquilibre des forces. La femme n'est pas un objet sexuel.

Ce qui est désolant, c'est que certains hommes seront toujours aussi manipulateurs et prédateurs et que certaines femmes seront toujours prêtes à tout pour réussir. Là où bien des femmes disent « non », d'autres disent « oui ». Nous nous retrouvons devant une forme explicite de prostitution assumée, ce qui n'est pas sans faire du tort à celles qui veulent réussir en respectant l'intégrité de leurs valeurs.

Ces femmes qui acceptent d'offrir leur corps en échange d'une position sociale ou d'une carrière reluisante font un tort incroyable à la condition féminine. Mais la nature humaine étant ce qu'elle est, c'est chacun pour soi et l'heure de gloire est plus importante que le reste. Les prédateurs l'ont compris et en abusent. Maintenant, est-ce l'œuf ou la poule qui arrive en premier ? Est-ce l'homme qui abuse ou la femme qui est prête à tout ? Selon les situations, la réponse ne sera pas la même. Pourtant, avec cette question, nous sommes conscients qu'une part de responsabilité appartient à chacun des groupes.

Dans la foulée, nous avons constaté, une fois de plus, que les témoins qui restent silencieux sont nombreux. Nous avons également appris qu'une féministe reconnue, qui défend les droits des femmes, aurait non seulement cautionné du harcèlement sexuel en prenant la défense du prédateur, mais qu'elle aurait aussi convaincu une victime de se rétracter quant à une plainte judiciaire. La manipulation et le pouvoir sont partout, même là où nous ne les attendons pas.

Bien sûr, nous pouvons penser qu'il s'agit de la loi de la jungle, mais une fois cette affirmation posée, où allons-nous avec cette conviction ? Parce que la jungle concerne également nos filles, y avons-nous pensé ? Serions-nous heureux d'ap-

Conclusion

prendre que notre fille est obligée d'accepter le harcèlement sexuel pour réussir sa carrière ? C'est ce que certaines femmes acceptent. Il est clair que nous sommes toutes et tous responsables de ce que nous vivons présentement. Tant et aussi longtemps que des femmes diront « oui » pour réussir, nous ne verrons pas le bout du tunnel. Tant et aussi longtemps que les harceleurs sexuels n'auront pas de sentences plus sévères, nous serons fichues.

Le harcèlement concerne tout le monde, même ceux qui ne l'ont jamais vécu (ce qui est rare), même ceux qui ne l'ont jamais fait vivre. Tous les jours, nous sommes témoins de scènes inacceptables, mais pourquoi fermons-nous les yeux, pourquoi gardons-nous le silence devant des remarques méprisantes, sur des gestes dégradants, sur des injustices ? Nous devons parler et dénoncer pour nous, pour nos pairs, mais aussi pour nos enfants, car ce que nous installons présentement, c'est une continuité. Aujourd'hui, nous posons les pierres pour notre progéniture.

Nous avons vécu les effets pervers, les blessures psychologiques et physiques du harcèlement. Est-ce vraiment l'héritage que nous souhaitons léguer à nos enfants et petits-enfants ?

Ces expériences que nous avons intégrées, aussi pénibles soient-elles, doivent nous révéler de grands enseignements afin de passer à autre chose, à une autre étape. Quelle est-elle ? Nous devons absolument cesser de nous faire violence, d'accepter l'inacceptable pour, au contraire, nous sentir entièrement concernés par ce que les autres vivent.

La dénonciation doit être uniquement une étape. Par la suite, il serait bon d'assumer notre intégrité et d'apprendre à développer la vraie solidarité, non pas à travers un discours politique et sa langue de bois, mais en la vivant avec notre cœur et avec notre âme, en toute authenticité et en toute conscience.

Table des matières

Introduction... 9

Chapitre 1

Pourquoi est-il important de définir les types de harcèlement?... 13

    Qu'est-ce que le bitchage exactement?...................... 15
    Que dire sur le harcèlement psychologique?................ 18
    Où commence le harcèlement sexuel?....................... 21
    Que dire sur la cyberintimidation?........................ 24
    Histoire commune... pour illustrer........................ 25

Chapitre 2

Est-ce possible de détecter les agressions?................ 29

    Comment reconnaître une relation malsaine?................ 30
    Est-ce vrai que tout passe par la manipulation?........... 34
    Est-ce que nos malaises psychologiques et physiques sont des baromètres?....................................... 46
    Histoire commune... pour illustrer........................ 50

Chapitre 3

Comment est-ce possible de parler de protection et de prévention ? 53

Qu'est-ce que l'intuition exactement ? 54
À quel moment devons-nous communiquer ? 60
Est-ce que la confrontation est nécessaire ? 63
Qu'entendons-nous par « consentement » ? 67
De quelle manière pouvons-nous évaluer la situation ? 70
Histoire commune... pour illustrer 72

Chapitre 4

Existe-t-il réellement des causes ? 75

Qu'est-ce qui motive une femme à s'acharner sur une autre ? .. 76
Pourquoi l'homme agresse-t-il par la sexualité, entre autres ? .. 85
Histoire commune... pour illustrer 95

Chapitre 5

Sommes-nous conscients des effets néfastes sur la santé ? 99

De quels sujets parlons-nous avec notre famille ? 100
Cherchons-nous des solutions auprès de nos amis ? 103
Comment nous sentons-nous le dimanche soir ? 104
Quels sujets occupent nos pensées quotidiennes ? 106
Ressentons-nous de nouvelles douleurs physiques ? 110
Histoire commune... pour illustrer 112

Chapitre 6

Quelles sont les solutions à un problème récurrent ? 117

Est-ce une bonne idée d'intervenir seul ? 118
Pourquoi est-ce préférable d'être accompagné ? 122
Quelle est l'utilité de travailler avec un groupe ? 125
Est-ce vrai qu'un recours légal est complexe ? 129
Histoire commune... pour illustrer 133

Chapitre 7

**De quelle manière reprendre une vie normale
 après les agressions ?** 139
   Comment retrouver confiance en soi ? 140
   Est-ce que la vie à deux sera comme avant ? 144
   Pourrons-nous retourner sur le marché du travail ? 149
   Le traumatisme est-il permanent ? 155
   Histoire commune… pour illustrer 157

Conclusion. 163

Suivez-nous sur le Web

Consultez nos sites Internet et inscrivez-vous à l'infolettre pour rester informé en tout temps de nos publications et de nos concours en ligne. Et croisez aussi vos auteurs préférés et notre équipe sur nos blogues!

QUEBEC-LIVRES.COM
EDITIONS-HOMME.COM
EDITIONS-JOUR.COM
EDITIONS-PETITHOMME.COM
EDITIONS-LAGRIFFE.COM
RECTOVERSO-EDITEUR.COM
EDITIONS-LASEMAINE.COM

Imprimé chez Marquis Imprimeur inc.